Tubercules et Cavernes Biliaires

Recherches Anatomo-Pathologiques, Bactériologiques et Expérimentales

Pathogénie de la Tuberculose des Voies Biliaires

PAR

LE Dr EMILE SERGENT
Interne lauréat des hôpitaux
Médaille d'Or (Médecine, 1895)
Membre adjoint de la Société Anatomique

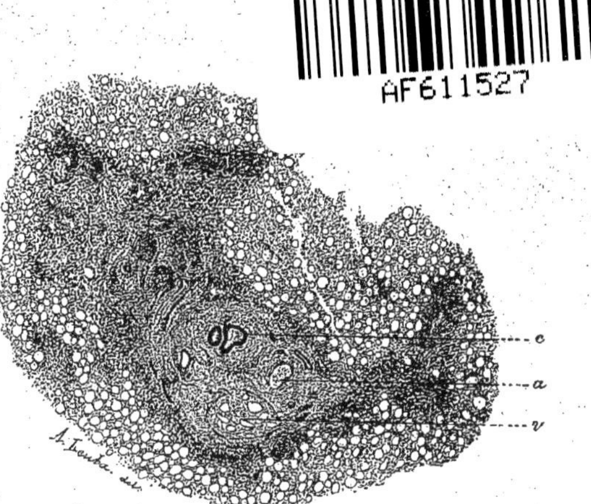

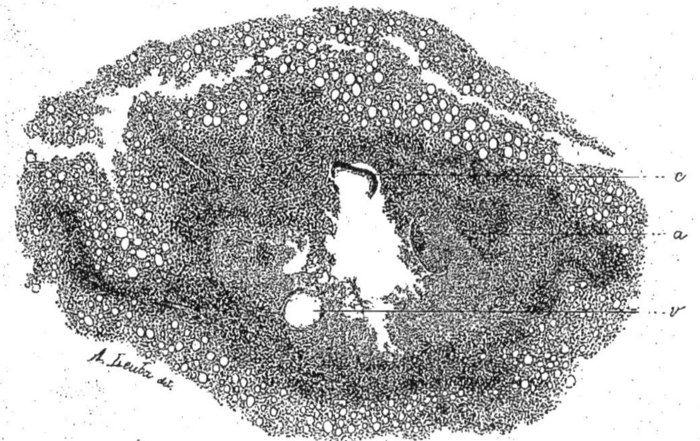

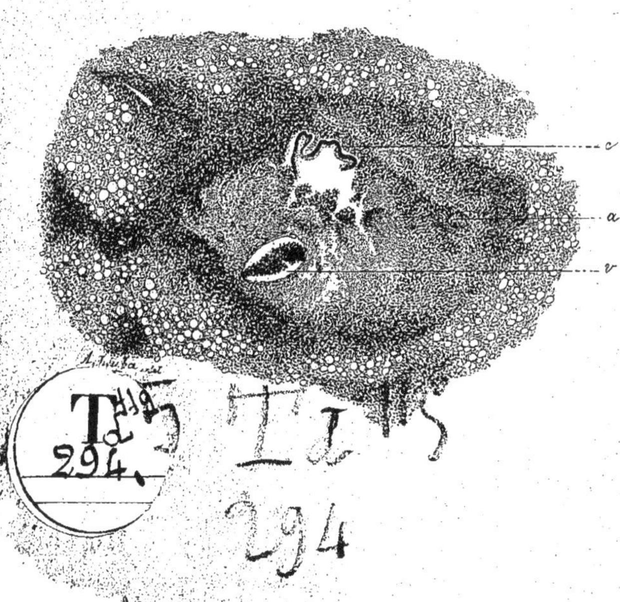

PARIS
A. GAUTHERIN, IMPRIMEUR
131, rue de Vaugirard, 131
1895

TUBERCULES

ET

CAVERNES BILIAIRES

TUBERCULES

ET

CAVERNES BILIAIRES

Recherches Anatomo-Pathologiques, Bactériologiques et Expérimentales

Pathogénie de la Tuberculose des Voies Biliaires

PAR

LE Dr EMILE SERGENT

Interne lauréat des hôpitaux, Médaille d'Or (Médecine, 1895)
Membre adjoint de la Société Anatomique

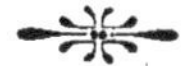

PARIS
ALEXANDRE GAUTHERIN, IMPRIMEUR
131, rue de Vaugirard, 131

1895

FACULTÉ DE MÉDECINE DE PARIS

Doyen	M. BROUARDEL.
Professeurs	MM.
Anatomie	FARABEUF.
Physiologie	Ch. RICHET.
Physique médicale	GARIEL.
Chimie organique et chimie minérale	GAUTIER.
Histoire naturelle médicale	N.
Pathologie et thérapeutique générales	BOUCHARD.
Pathologie médicale	DIEULAFOY. DEBOVE.
Pathologie chirurgicale	LANNELONGUE.
Anatomie pathologique	CORNIL.
Histologie	MATHIAS DUVAL.
Opérations et appareils	TERRIER.
Pharmacologie	POUCHET.
Thérapeutique et matière médicale	LANDOUZY.
Hygiène	PROUST.
Médecine légale	BROUARDEL.
Histoire de la médecine et de la chirurgie	LABOULBÈNE.
Pathologie comparée et expérimentale	STRAUS.
Clinique médicale	SÉE (G.). POTAIN. JACCOUD. HAYEM.
Clinique des maladies des enfants	GRANCHER.
Clinique des maladies syphilitiques	FOURNIER.
Clinique de pathologie mentale et des maladies de l'encéphale	JOFFROY.
Clinique des maladies nerveuses	RAYMOND.
Clinique chirurgicale	DUPLAY. LE DENTU. TILLAUX. BERGER.
Clinique ophtalmologique	PANAS.
Clinique des voies urinaires	GUYON.
Clinique d'accouchements	TARNIER. PINARD.

Professeurs honoraires : MM. SAPPEY et PAJOT

Agrégés en exercice

MM.	MM.	MM.	MM.
ACHARD.	FAUCONNIER.	MARIE.	SEBILEAU.
ALBARRAN.	GAUCHER.	MENETRIER.	THIÉRY.
ANDRÉ.	GILBERT.	NÉLATON.	THOINOT.
BAR.	GILLES de la TOURETTE	NETTER.	TUFFIER.
BONNAIRE.	GLEY.	POIRIER, Chef des travaux anatomiques.	VARNIER.
BROCA.	HARTMANN.	RETTERER.	WEISS.
CHANTEMESSE	HEIM.	RICARD.	WIDAL.
CHARRIN.	LEJARS.	ROGER.	WURTZ.
CHASSEVANT.	LETULLE.		
DELBET.	MARFAN.		

Secrétaire de la Faculté : M. PUPIN.

A MONSIEUR LE DOCTEUR GAUCHER,
Professeur agrégé,
Médecin de l'hôpital Saint-Antoine,

MON CHER MAÎTRE,

Permettez-moi de vous dédier ce travail. La bienveillance que vous témoignez toujours à ceux qui ont eu le bonheur d'être vos élèves m'a encouragé à placer sous votre protection mes premiers pas, si faibles et si incertains qu'ils puissent vous paraître.

J'ai pu, pendant plus d'une année, rester votre interne et profiter de vos leçons. C'est un bienfait dont j'apprécierai toujours la valeur ; car, à vos élèves, vous enseignez la clinique et les sciences médicales, mais aussi, par votre exemple, les devoirs et les vertus professionnels.

Que les maîtres qui m'ont enseigné l'art et les sciences médicales et appris à les aimer, reçoivent le témoignage de ma vive gratitude et de ma respectueuse affection :

Stage : M. le docteur MERKLEN.

Externat : MM. les docteurs MARCHAND et LETULLE.

Internat : MM. les docteurs GINGEOT, DU CASTEL, GAUCHER et LETULLE.

MM. les docteurs LEGENDRE, DUFLOCQ, GALLOIS, DARIER.

Qu'il me soit permis d'évoquer le souvenir de ceux qui ne sont plus :

Les docteurs DREYFOUS (*stage*), VIDAL (*externat*) et OLLIVIER (*internat*).

Que M. le professeur POTAIN veuille bien agréer l'hommage de ma profonde reconnaissance pour l'honneur qu'il m'a fait en acceptant la présidence de ma thèse.

EXPLICATION DES FIGURES

Fig. I, II, III.

a) Artère.

c) Canal biliaire.

v) Veine.

Ces figures représentent 3 coupes de la série pratiquée sur un des tubercules de l'observation I et montrent les modifications qui apparaissent successivement dans l'ensemble de la coupe.

Fig. I. — Coupe en plein tubercule, au niveau de l'ulcération du canal biliaire englobé dans la masse caséeuse ; — la lumière de la veine est vide.

Fig. II. — Coupe en plein tubercule, un peu plus haut ; — la lumière de la veine est en partie bouchée par un caillot fibrino-cruorique ; — l'épithélium du canal biliaire décrit des flexuosités et semble tapisser l'ébauche d'une caverne ; la lumière de l'artère commence à devenir distincte.

Fig. III. — Coupe à la limite du tubercule, en amont ; — l'espace-porte est très net ; — la veine seule est malade : thrombose complète, transformation en un cordon fibreux creusé de rigoles permettant un certain degré de circulation.

Pour les détails, voir le texte : pages 38 et suivantes.

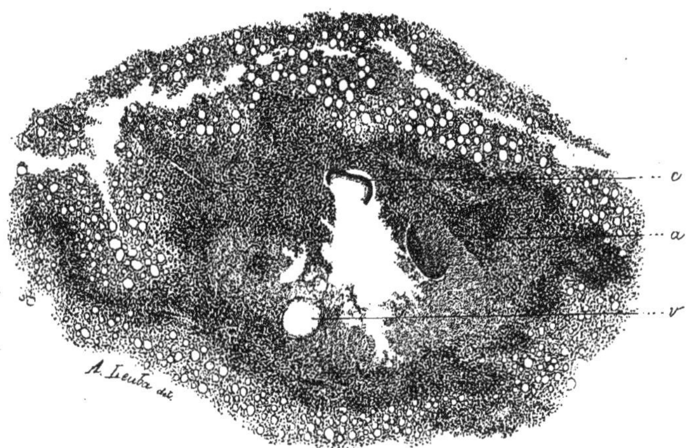

Fig. I

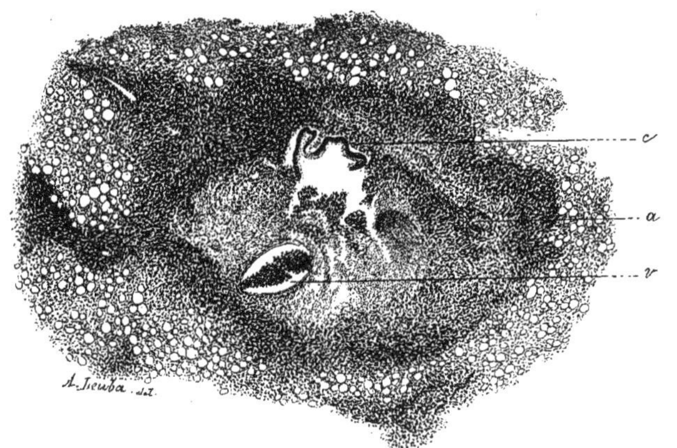

Fig. II

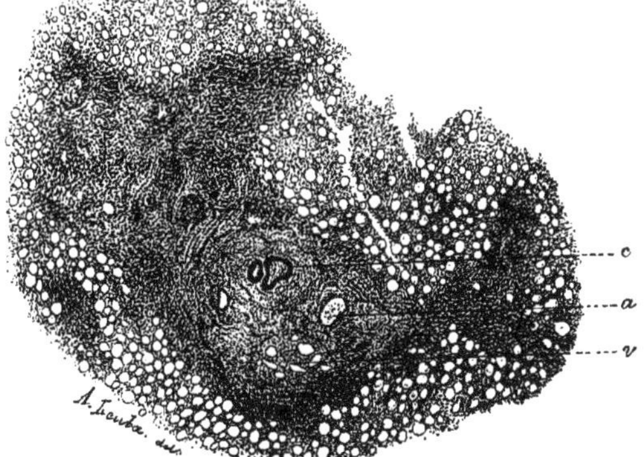

Fig. III

TUBERCULES

ET

CAVERNES BILIAIRES

Recherches Anatomo-Pathologiques, Bactériologiques et Expérimentales

PATHOGÉNIE DE LA TUBERCULOSE DES VOIES BILIAIRES

INTRODUCTION

Dans les hôpitaux d'enfants on trouve fréquemment à l'amphithéâtre des foies dans lesquels la tuberculose semble affecter une systématisation des plus nettes sur les voies biliaires.

On dirait d'une véritable angiocholite tuberculeuse et l'on est tenté à première vue de croire à une infection biliaire ascendante à bacilles de Koch.

Le plus souvent, en pareil cas, il existe dans le foie un grand nombre de petits kystes biliaires, véritables cavernes tuberculeuses remplies d'une boue verdâtre plus ou moins liquide. Plus rarement les cavernes font défaut et cette variété de tuberculose hépatique se traduit simplement par la présence d'une zone jaunâtre ou verdâtre, quelquefois ponctiforme, au centre des tubercules. Ces tubercules péribiliaires, infiltrés de bile, marquent le premier stade macroscopique d'une lésion dont la caverne constitue le terme ultime.

Dans la majorité des cas, ces deux aspects se rencontrent côte à côte au hasard des coupes et l'on constate tous les intermédiaires entre le petit tubercule péri-biliaire, le gros tubercule ramolli infiltré de bile et la caverne remplie de boue biliaire.

L'aspect macroscopique d'un foie semblable est tel que le diagnostic s'impose à l'œil nu.

La fréquence relative de cette lésion chez les enfants explique pourquoi les premières descriptions en ont été données par des médecins d'enfants. Cependant elle se rencontre à tous les âges et j'ai pu, pour ma part, en recueillir quelques observations dans les hôpitaux d'adultes.

C'est à la lésion ainsi généralisée à tout le foie qu'il convient de réserver le nom de tuberculose des voies biliaires donné par les auteurs. On ne saurait en effet comprendre sous cette dénomination les cas beaucoup plus fréquents où l'on rencontre dans le foie des sujets tuberculeux un ou plusieurs tubercules biliaires, kystiques ou non, disséminés au hasard des coupes ou groupés dans une étendue restreinte de parenchyme hépatique. Ces cas sont très fréquents et l'on pourrait presque dire, sans rien exagérer, qu'on trouverait de semblables tubercules dans tous les cas de tuberculose hépatique, si l'on prenait soin de les chercher patiemment en hachant méthodiquement l'organe. Il est évident qu'en pareil cas l'idée d'une systématisation ne saurait venir à l'esprit.

Cependant l'étude de ces tubercules biliaires rares et disséminés me paraît inséparable de celle de la tuberculose proprement dite des voies biliaires, que j'ai surtout en vue dans ce travail. Je me propose d'étudier les localisations de la tuberculose sur les voies biliaires dans toute leur étendue, depuis le lobule hépatique jusqu'à l'ampoule de Vater; mais je restreindrai surtout mes recherches à la tuberculose des voies biliaires intra-hépatiques, celle des voies biliaires extra-hépatiques constituant une exception dont je n'ai personnellement rencontré aucun exemple chez l'homme.

Telles sont les limites du sujet que je me suis proposé d'étudier. Mais, avant d'en aborder la description, je désire en tracer rapidement l'historique : un regard en arrière montrera ce que nous savons et ce que nous ignorons et expliquera pourquoi j'ai surtout étudié la tuberculose des voies biliaires au point de vue expérimental et pathogénique.

Historique. — Le premier, Barrier (1) parle des cavernes biliaires et en donne la description macroscopique. Rilliet et Barthez (2) comparent ces cavernes péri-biliaires aux cavernes péri-bronchiques.

Cruveilhier (3) les considère au contraire comme de simples kystes biliaires et les sépare des tubercules du foie.

En 1872, parait la thèse de Tublet (4) qui constitue un document d'ensemble sur la question.

En 1883, Sabourin (5) étudie et décrit la tuberculose des voies biliaires considérée au point de vue histologique.

En 1892, Pilliet (6) consacre dans sa thèse quelques pages à cette variété de tuberculose du foie.

(1) Barrier. — *Maladie des Enfants*, t. II, p. 218.

(2) Rilliet et Barthez. — *Maladie des Enfants*, t. III, p. 847.

(3) Cruveilhier. — *Anat.-Pathol.*, t. IV, p. 840.

(4) Tublet. — *Tuberculose des voies biliaires*, th. Paris, 1872.

(5) Sabourin. — *Le foie des tuberculeux.* Tubercules des voies biliaires intra-hépatiques. — Archives de physiologie, 1883, t. II.

(6) Pilliet. — *Etude d'histologie pathologique sur la tuberculose expérimentale et spontanée du foie*, th. Paris, 1892.

A l'étranger, Rokitansky attribue la production des cavernes biliaires à la fusion d'un conglomérat de tubercules miliaires, tandis que Virchow (1) les considère comme des conduits biliaires dilatés et ayant subi la transformation caséeuse.

Enfin, Kotlar (2) met en doute l'existence de la tuberculose des voies biliaires proprement dite.

En outre de ces documents je pourrais signaler un certain nombre d'observations publiées dans les différents recueils et principalement dans les bulletins de la *Société Anatomique*. Dans ces bulletins je signalerai surtout les cas de Gaucher, Toupet et Faure-Miller. Dans sa note, Toupet démontre la nature tuberculeuse des cavernes biliaires, niée par Cruveilhier. Il établit leur communication avec les gros canaux biliaires; le long de ceux-ci il signale l'existence de granulations tuberculeuses saillantes du côté de la muqueuse; il montre au microscope de semblables granulations dans la paroi des cavernes.

En somme, cette forme de tuberculose hépatique est peu connue, si l'on en juge par les descriptions des différents articles des dictionnaires et des traités les plus récents, qui ne lui consacrent que quelques lignes.

Quoi qu'il en soit, dans cette période de son histoire qu'on pourrait dire anatomique, la pathogénie de cette localisation de la tuberculose dans le foie a fatalement provoqué la discussion parmi les auteurs, qui se sont partagés en deux groupes : les uns admettent l'existence de la tuberculose des

(1) Virchow. — *Traités des Tumeurs*, t. III, p. 87.

(2) Kotlar. — *De la pathogénie de la soi-disant tuberculose des conduits biliaires dans le foie de l'homme*. Zeitchr. f. Heilkunde XV p. 121.

voies biliaires au sens d'angiocholite tuberculeuse, les autres la nient.

Parmi les premiers, les plus nombreux d'ailleurs, les uns admettent la tuberculisation de la muqueuse biliaire elle-même ; pour eux, la tuberculisation des voies biliaires se fait de dedans en dehors à la façon d'une angiocholite ascendante ; tel, Simmonds (cité par Kotlar) qui prétend que « dans ce qu'il appelle la péri-angiocholite tuberculeuse, l'infection remonte de l'intestin dans le foie par les voies biliaires. » Les autres pensent que la matière tuberculeuse se développe autour des conduits biliaires et que ceux-ci s'ulcèrent secondairement ; pour eux, il y a analogie entre le tubercule péri-biliaire et le nodule tuberculeux péri-bronchique. Barrier écrit, en effet : « Par une dissection attentive on découvre « presque toujours une communication entre ces cavités « et un conduit hépatique plus ou moins volumineux, par « lequel la cavité se vide des liquides qu'elle renferme pour « se remplir plus tard d'une certaine quantité de bile qui « reflue *par le conduit dans lequel elle s'est ouverte.* » Rilliet et Barthez disent : « ... C'est du tubercule qui s'est « déposé autour du canal biliaire et qui a fini par l'envahir, « *comme cela a lieu dans le poumon pour les conduits « bronchiques.* »

Tublet admet les deux hypothèses.

Sabourin résume la discussion en ces termes : « Dans « la première hypothèse, l'agent irritatif, infectieux si l'on « veut, quel qu'il soit, ou bien est éliminé par la sécrétion « de la bile et irrite le canal par l'intermédiaire de son épithélium ; ou bien, ce qui nous semble plus difficile à « admettre, cet agent, assimilé à certains parasites du tube

« digestif et des voies biliaires, remonte dans ces canaux « pour s'y fixer de la même façon.

« Cette première hypothèse nous paraît en contradiction « formelle avec les résultats de l'examen microscopique qui « nous montre que toujours l'épithélium est la partie des « voies biliaires qui persiste le plus longtemps intacte au « milieu des tubercules.

« En revanche, l'observation nous montre que les pre- « mières granulations, les premiers follicules, les pre- « mières infiltrations d'éléments embryonnaires attaquent « les parois canaliculaires ou les parois de leurs glandes « muqueuses par leur couche profonde. Cette notion semble « donc indiquer que l'agent irritatif atteint de dehors en « dedans les canaux biliaires, c'est-à-dire que cet *agent* « *leur est apporté par le courant sanguin.*

« *C'est à cette seconde hypothèse que nous nous rallions* « *jusqu'à plus ample informé.* »

Pilliet, après avoir cité ces lignes de Sabourin, paraît tout disposé à accepter la même opinion. Néanmoins il semble faire quelques réserves : « Tout en reconnaissant, dit-il, que « le problème est des plus difficiles à résoudre, nous remar- « quons que la tuberculose des voies biliaires est le plus sou- « vent généralisée. Elle se présente souvent sous la forme « d'une suppuration de tout l'arbre biliaire qui est creusé de « cavernu es échelonées en grains de chapelets, comme dans « les cas de Gaucher (1875), Toupet, Faure-Miller (1890), « présentés à la Société Anatomique dans ces dernières « années. Il est impossible de ne pas se rendre à l'évidence « et de nier dans ces cas la fixation de la tuberculose sur les

« voies biliaires en particulier et par conséquent le début « par la muqueuse.

« Les recherches communiquées au Congrès de la Tuber- « culose (1891) par MM. Hanot, Létienne et Gilbert, sur la « présence du bacille de Koch et d'autres micro-organismes « pouvant lui frayer la voie dans la vésicule des tuberculeux, « pourraient être invoquées à l'appui de cette idée... »

Pilliet distingue ainsi trois formes de tuberculose des voies biliaires :

« 1° Une forme très discrète ; — le foie contient de place « en place un tubercule jaune, quelquefois plein, le plus « souvent kystique. Elle se rencontre dans les foies d'adultes « et de vieillards quand on hache méthodiquement l'organe « à l'autopsie ;

« 2° Une forme disséminée, dont les tubercules sont assez « abondants. C'est elle que l'on rencontre surtout chez « l'enfant ;

« 3° Une forme confluente où tout l'arbre biliaire est « plus ou moins envahi ; le processus tuberculeux rappelle « alors celui d'une angiocholite suppurée ; il n'est proba- « blement pas pur et l'examen bactériologique y montrerait « des microbes associés au bacille de Koch. »

A la suite des auteurs précédents qui admettent l'existence de l'angiocholite tuberculeuse, tout en restant divisés sur la façon d'en expliquer la pathogénie, prennent place *ceux qui la nient* et se refusent à accepter toute idée de localisation spéciale, systématisée en quelque sorte. Pour eux, pas d'angiocholite tuberculeuse.

C'est ici qu'il convient de résumer le travail de Kotlar paru l'an dernier sous le titre de « De la Pathogénie de la soi-« disant tuberculose des conduits biliaires dans le foie de « l'homme. » Ce travail est basé sur l'examen de trois cas dont l'auteur a étudié les cavernes une à une à l'aide des coupes en séries. Il distingue deux sortes de cavernes suivant que le contenu n'est composé que de détritus caséeux sans bile ou suivant que ce contenu contient des pigments biliaires ou des cellules d'épithélium des voies biliaires. Pour les premières il n'y a pas à discuter; elles n'ont rien de commun avec les voies biliaires et résultent de tubercules miliaires confluents, nécrosés et ramollis. Mais la seconde variété n'est pas non plus la trace d'un conduit biliaire élargi et détruit. Grâce à la méthode des coupes en séries, on peut voir s'ouvrir dans la même caverne plusieurs conduits biliaires. Là encore il s'agit de la destruction caséeuse d'un conglomérat de tubercules miliaires dans lequel les conduits biliaires se sont trouvés secondairement englobés. Le processus morbide envahit les conduits biliaires par l'extérieur. Ce n'est jamais de dedans en dehors que le conduit biliaire devient malade. Il faut donc admettre que l'infection se fait par la voie du sang. Ce qui appuie cette façon de voir c'est qu'on ne trouve de bacilles tuberculeux que dans les cellules géantes comprises dans les parois de la caverne et jamais dans le contenu ni dans la bile. De même dans le cas de tuberculose miliaire pure, la bile ne contient pas de bacilles. L'angiocholite tuberculeuse n'est donc qu'une tuberculose hépatique chronique secondairement modifiée. Il faut se rattacher à la pathogénie indiquée par Rokitansky et abandonner celle qu'a défendue Virchow.

Ainsi présentée, l'opinion de Kotlar n'est pas si différente de celle de Sabourin qu'on pourrait le croire tout d'abord.

Quoi qu'il en soit, de cet exposé historique il résulte que si la tuberculose des voies biliaires a été étudiée et décrite au point de vue anatomo-pathologique pur, elle reste ignorée ou tout au moins discutée, au point même d'être niée, au point de vue pathogénique.

La tuberculose des voies biliaires représente-t-elle une systématisation véritable de la tuberculose dans le foie? Cette systématisation apparente n'est-elle qu'une illusion? Si elle existe réellement, de quelles causes relève-t-elle? Y a-t-il tuberculose primitive ou tuberculisation secondaire des voies biliaires?

Ce sont surtout ces inconnues pathogéniques que j'ai voulu aborder et tenter d'élucider. Il m'a paru que les recherches anatomo-pathologiques pures et simples ne pouvaient conduire au-delà des hypothèses formulées par les auteurs précédents et qu'il appartiendrait peut-être à la pathologie expérimentale d'apporter la solution du problème. — Pilliet, dans les lignes citées plus haut, laisse entrevoir la possibilité d'une solution cherchée de ce côté. — Chauffard, dans son article du Traité de Médecine, écrit : « ..... Quant aux canaux biliaires « tuberculisés ou communiquant avec des cavernes, ils pré- « sentent, en aval des néoplasies tuberculeuses, les lésions « d'un catarrhe plus ou moins intense, dues probablement à « l'élimination avec la bile des produits tuberculeux (Sabourin) « ou peut-être à la coïncidence d'une angiocholite infec-

« tieuse ascendante. Le fait si curieux de cette localisation « constante des cavernes et de la coïncidence des lésions « angiocholitiques permet en effet de supposer que pour « leur production, le bacille de Koch ne suffit pas ; il faut « qu'à son action s'ajoute celle d'autres germes associés, « pyogènes, et de provenance intestinale. L'association de « l'angiocholite et de la tuberculose péri-biliaire ferait la « caverne hépatique comme la bronchite et la tuberculose « péri-bronchique font la caverne pulmonaire. La preuve « microbiologique de cette hypothèse n'est cependant pas « encore faite. »

Et en effet, à part les recherches citées plus haut de Hanot, Létienne et Gilbert sur la présence du bacille de Koch et d'autres microbes dans la bile des tuberculeux ; à part les résultats consignés incidemment dans la thèse de Dominici sur les infections biliaires expérimentales, les données bactériologiques et expérimentales font encore défaut sur la tuberculose des voies biliaires.

J'ai voulu tenter de combler ces lacunes ; dans ce but j'ai pratiqué l'examen bactériologique des cas de tuberculose biliaire livrés à mon observation et j'ai entrepris parallèlement une série de recherches dirigées toutes en vue de la reproduction expérimentale de cette forme de tuberculose hépatique.

Il m'a semblé logique de faire précéder mes tentatives de reproduction expérimentale de recherches sur les rapports de la bile et du bacille de Koch. Il m'a paru indispensable, en effet, de connaître tout d'abord comment le bacille se comportait dans la bile, si un séjour prolongé dans ce milieu modifiait ou non ses caractères ordinaires. C'était là, selon moi, une indication première à remplir, puisque mes essais de reproduction expérimentale devaient fatalement mettre en présence la bile et le bacille.

Cet exposé préliminaire expliquera suffisamment pourquoi j'ai divisé cette étude sur la tuberculose des voies biliaires en deux grandes parties :

Une PREMIÈRE PARTIE dans laquelle j'exposerai les *données cliniques* et *anatomo-pathologiques ;*

Une DEUXIÈME PARTIE dans laquelle je rapporterai les *recherches expérimentales entreprises en vue d'élucider la pathogénie.*

Cette deuxième partie comprendra deux divisions :

1° *La bile et le bacille de Koch ;*
2° *Essais de reproduction expérimentale.*

J'ai poursuivi mes recherches avec patience, en dépit des difficultés et des obstacles techniques et opératoires. Les résultats que j'ai obtenus m'ont donné une conviction personnelle. Si la voie que j'ai méthodiquement suivie paraît défectueuse à d'autres observateurs, au moins aurai-je la satisfaction de leur avoir cependant rendu service en leur montrant la piste sur laquelle ils ne devront pas s'engager pour faire mieux.

PREMIÈRE PARTIE

CLINIQUE ET ANATOMIE-PATHOLOGIQUE

PREMIÈRE PARTIE

CLINIQUE ET ANATOMIE-PATHOLOGIQUE

A. Clinique.

Les données cliniques sur la tuberculose des voies biliaires sont insuffisantes pour mériter de faire le sujet d'un chapitre spécial.

La tuberculose des voies biliaires est et restera probablement toujours une trouvaille d'autopsie. Elle ne possède aucun signe particulier ; bien plus, on la rencontre souvent chez des sujets dont l'état du foie, tant physique que fonctionnel, n'avait en aucune façon attiré l'attention pendant la vie. Cependant, si l'on compare entre elles les observations recueillies, il est possible d'en extraire quelques données générales dont l'ensemble pourra peut-être constituer dans la suite un faisceau de présomptions.

Ces données concernent surtout l'étiologie ; elles nous montrent que la fréquence de cette forme de tuberculose hépatique est en rapport direct avec l'âge ; incontestablement plus fréquente que toute autre chez le nourrisson et le petit enfant, elle est encore relativement fréquente dans la seconde enfance, s'observe quelquefois chez l'adolescent, et devient une rareté chez l'adulte et le vieillard.

Le sexe ne semble jouer aucun rôle particulier.

Enfin, il est possible d'isoler des antécédents des malades complètement observés, le rôle probable de certaines prédispositions locales créées par des hépatites ou des infections biliaires aiguës ou chroniques; la jaunisse est notée dans quelques observations; les diarrhées infantiles dans presque toutes les observations de nourrissons, l'alcoolisme et les cirrhoses chez les adultes.

Voici d'ailleurs ce qu'écrit Sabourin : « Quant à la fré-
« quence de cette variété de tubercules du foie, elle est assez
« grande lorsqu'on veut bien les chercher chez les phti-
« siques.

« Il semble bien que, *dans certaines conditions,* les voies
« biliaires soient le siège principal de la localisation tuber-
« culeuse, car il y a des foies vraiment farcis de cavernes et
« de cavernules de cette nature..... C'est sur les enfants que
« les cavernes tuberculeuses biliaires ont été d'abord dé-
« crites;..... nous croyons cette localisation tuberculeuse
« tout aussi fréquente chez l'adulte et nous en avons observé
« de très beaux cas dans la phtisie des vieillards. » (1).

En dehors de ces faits d'ordre étiologique, il n'est guère

(1) Il est à remarquer que Sabourin emploie ici le terme « tubercules » et non le mot « tuberculose. » Il semble donc qu'il n'ait en vue que la lésion histologique; sur ce point, j'ai fait les mêmes constatations, mais elles ne sauraient avoir un sens plus général et concerner les formes confluentes, qui seules constituent véritablement la tuberculose des voies biliaires et sont loin d'être aussi fréquentes chez l'adulte que chez l'enfant.

possible d'isoler aucun autre caractère clinique, sans faire appel en même temps aux constatations anatomo-pathologiques.

C'est ainsi que cette localisation tuberculeuse coïncide pour ainsi dire constamment avec une tuberculose généralisée, aiguë ou chronique.

Il est un fait qui me paraît prédominant et qui mérite d'être mis en relief, c'est *l'existence pour ainsi dire constante de la tuberculose intestinale dans ces cas.*

En outre, dans les cas de tuberculose confluente des voies biliaires, avec grosses cavernes, j'ai toujours été frappé de l'analogie qu'offre l'ensemble des signes cliniques et nécroscopiques avec celui des tuberculoses généralisées chroniques de l'enfance, dans lesquelles l'envahissement du système lymphatique n'est pas une des moindres particularités.

B. Anatomie pathologique.

Si dans un cas donné on trouvait des tubercules aux divers étages des voies biliaires, il est bien évident que l'existence de l'angiocholite tuberculeuse ne saurait être contestée, sans toutefois que cette constatation permît en aucune façon d'en éclairer la pathogénie : l'infection tuberculeuse des voies biliaires serait certaine mais rien ne prouverait la voie suivie par le bacille.

D'ailleurs il n'en est pas ainsi et jamais jusqu'à ce jour on n'a constaté de lésions tuberculeuses dans les grosses voies extra-hépatiques des sujets dont le foie présentait des cavernes multiples ou des tubercules verts. Ce qui ne saurait néanmoins constituer un argument suffisant en faveur de la non-existence de l'angiocholite tuberculeuse. En effet, l'intégrité des grosses voies d'excrétion est une loi générale dans l'histoire de la tuberculose, dont le bacille, immobile, se trouve chassé constamment par les courants qui traversent ces voies. Les lésions tuberculeuses des grosses bronches et de la trachée constituent des exceptions; les lésions tuberculeuses de l'uretère n'accompagnent pas forcément les cavernes du rein tuberculeux chirurgical; la tuberculose de l'urèthre est une exception dans le cours de la cystite le plus franchement tuberculeuse; les lésions tuberculeuses de l'utérus et du vagin sont exceptionnelles, si tant est qu'elles aient été observées, dans la salpingite tuberculeuse.

Quoi qu'il en soit, si la coexistence de la tuberculose des voies biliaires intra-hépatiques et des voies biliaires extra-hépatiques n'a pas encore été observée, rien ne prouve qu'elle ne puisse se rencontrer ni même qu'elle n'ait pas échappé à nos moyens de recherches. En tous cas, la tuberculose a été observée isolément sur chacun de ces deux territoires. Force est donc, jusqu'à plus ample informé, de distinguer deux variétés de tuberculose des voies biliaires : l'une extra-hépatique, l'autre intra-hépatique.

I. — *Tuberculose des voies biliaires extra-hépatiques.*

Cette variété est exceptionnelle. Elle peut reconnaître les localisations les plus variées. Lancereaux a signalé un exemple remarquable de tuberculose de la vésicule biliaire; les bulletins de la Société Anatomique en renferment plusieurs cas.

Je n'en ai pour ma part, pas plus que Sabourin ni Pilliet, rencontré un seul exemple chez l'homme.

J'aurai l'occasion de revenir sur ce point au chapitre des recherches expérimentales et je n'entreprendrai pas ici la description d'une lésion si exceptionnelle. Cette localisation, d'ailleurs, étant donné les remarques précédentes, ne semble pas rentrer dans le cadre de la tuberculose des voies biliaires, tel qu'il est tracé par les auteurs et tel que je l'ai envisagé moi-même.

II. — *Tuberculose des voies biliaires intra-hépatiques.*

Sabourin distingue deux variétés et écrit :

« 1° Nous ne dirons rien de l'origine des tubercules aux « dépens des capillaires intra-lobulaires biliaires, c'est-à-dire « des trabécules intra-hépatiques. Ce serait rentrer dans la « question de la tuberculose miliaire du foie et nous n'avons « pas l'intention de trancher ici la discussion sur le point « de départ du follicule tuberculeux;

« 2° Reste enfin la tuberculose des voies biliaires intra- « hépatiques jusqu'au point où le canalicule intra-lobulaire « se perd dans le réseau trabéculaire. C'est la seule que nous « avons en vue. »

Cette dernière variété est en effet la seule où il soit possible de constater sous le microscope la localisation évidente sur les voies biliaires; c'est donc aussi la seule que j'aurai en vue dans la description anatomique qui va suivre, ce qui ne saurait comporter d'ailleurs aucune déduction pathogénique.

a) *Anatomie pathologique macroscopique.*

Laissant de côté les cas de caverne unique volumineuse développée dans le foie par propagation d'un foyer de tuberculose péri-hépatique de voisinage (tel le cas rapporté par Pilliet) je distinguerai *deux formes macroscopiques :*

1° Une forme *discrète*, qui correspond à la forme très discrète de Pilliet ;

2° Une forme *confluente*, dans laquelle je comprendrai la forme disséminée et la forme confluente de Pilliet.

1°) La *forme discrète*, à laquelle j'ai déjà fait allusion au début de ce travail, est incontestablement la plus fréquente ; mais, ainsi que je l'ai dit, elle ne rentre pas, à proprement parler, dans la tuberculose proprement dite des voies biliaires. Cependant il est impossible d'en omettre la description, car les lésions, considérées isolément, sont identiques à celles de la forme confluente ou généralisée. C'est pourquoi j'ai cru logique de donner pour titre principal à ce travail « Tubercules et cavernes biliaires » et de laisser au second plan « la Tuberculose des voies biliaires. »

Dans cette forme discrète les tubercules biliaires sont le plus souvent très peu nombreux ; pour les trouver il faut faire dans le foie un grand nombre de sections ; c'est sans doute pour cette raison qu'ils passent le plus souvent inaperçus et sont encore considérés comme assez rares par beaucoup de médecins. Pour ma part, je serais tout disposé à penser qu'ils se rencontrent dans presque tous les cas de tuberculose hépatique. Il m'est, en effet, arrivé plusieurs fois en hachant le foie au point de le mettre en bouillie et de le rendre inutilisable pour les coupes, de trouver deux ou trois tubercules biliaires. Il me souvient notamment d'un foie gras de tuberculeux (Obs. V) dans lequel je n'avais pas trouvé à l'amphithéâtre de tubercules macroscopiques malgré des coupes très nombreuses et dans lequel mon maître, le Dr Letulle, qui l'avait emporté à l'École pratique pour les démonstrations de son cours, trouva sur la première section qu'il fit, deux cavernes biliaires du volume d'un petit pois. Le lendemain, sur de nouvelles coupes, je trouvai trois autres cavernes de même volume et cinq gros tubercules biliaires dans le voisinage des deux premières. Ces tubercules et cavernes biliaires se trouvaient groupés dans un cube de foie de cinq centimètres de côté environ. Il n'en existait en aucun autre point de l'organe ainsi que je m'en assurai en le hachant complètement.

Ces tubercules biliaires discrets se rencontrent chez les tuberculeux dont le foie présente des tubercules visibles à l'œil nu ou au microscope ; ils peuvent se trouver associés à toutes les formes d'hépatites tuberculeuses (foies *gras*, *amyloïdes*, *cirrhotiques*.......).

Ils affectent trois types : le tubercule biliaire présentant en son centre un petit point jaune-verdâtre, le gros tubercule caséeux imprégné de pigment biliaire, la caverne ou kyste biliaire tuberculeux rempli d'une boue verdâtre, puriforme.

Ces trois aspects peuvent se rencontrer simultanément dans le même foie ; ou bien, dans un foie donné, les tubercules biliaires, quel que soit leur nombre, présentent tous le même type.

Ces trois aspects sont identiques à ceux que revêtent les tubercules biliaires dans lá forme confluente.

2°) La *forme confluente*, qui seule mérite véritablement le nom de tuberculose des voies biliaires, au sens admis par les auteurs, est beaucoup plus rare. Elle s'observe surtout chez l'enfant, tandis que la forme discrète se rencontre surtout chez l'adulte et le vieillard. Elle affecte des caractères macroscopiques tels qu'elle éveille à priori l'idée d'une angiocholite tuberculeuse et qu'on serait tenté de la qualifier de forme systématisée par opposition à la forme discrète. Mais cette épithète, que j'avais adoptée dans ma communication préalable à la Société de Biologie (1) semblerait découler de caractères pathogéniques établis; il me semble donc rationnel de la rejeter de la description anatomo-pathologique.

Cette forme confluente reconnaît deux modalités : elle peut être *miliaire aiguë* ou *chronique cavitaire*.

La variété *miliaire aiguë* ne semble pas avoir été observée par les auteurs, qui tous, à en juger par les détails de leurs descriptions, ont toujours en vue les cavernes biliaires, quand ils traitent de la tuberculose des voies biliaires. J'ai eu l'occasion d'en recueillir une observation des plus nettes, absolument incontestable, dans le service de mon maître, le Dr Gaucher. Dans ce cas (Obs. X) il s'agissait d'une granulie généralisée qui était venue terminer une urémie à forme vésarique durant depuis six mois. L'autopsie montra, en outre des lésions ordinaires de néphrite chronique, des lésions banales de granulie. Le foie, qui était gros et un peu gras,

(1) *Soc. de Biologie*, 1895, nos 15 et 16. La bile et le bacille de Koch. La tuberculose des voies biliaires.

était farci à la surface et dans la profondeur d'une véritable grêle de granulations miliaires de la grosseur d'une tête d'épingle et présentant toutes, ou presque toutes, en leur centre un petit point jaunâtre ou verdâtre permettant d'affirmer à l'œil nu leur localisation péri-biliaire. Ces granulations étaient absolument semblables à celles que je rencontrais souvent au hasard des coupes, dans les foies tuberculeux que j'ai rangés dans la forme discrète. Il était impossible de méconnaître ou de nier le siège péri-biliaire de ces tubercules.

Ce cas de tuberculose miliaire aiguë confluente des voies biliaires est le seul que j'ai rencontré. Il mérite cependant de constituer une variété spéciale, car il est probable que, si rares qu'ils puissent être, de semblables exemples doivent se rencontrer quelquefois et que d'autre part, ils seront du plus grand intérêt au point de vue de l'étude générale de la tuberculose des voies biliaires, en permettant d'étudier la lésion dès son début. C'est là, peut-être, que l'idée de systématisation paraît à priori le plus soutenable. Nous verrons ce qu'il faut en penser.

La variété *chronique*, *cavitaire*, est pour ainsi dire la seule que les auteurs aient étudiée. Elle revêt des caractères tels qu'elle ne saurait être méconnue à l'amphithéâtre : « Tout « l'arbre biliaire est plus ou moins envahi, dit Pilliet; le « processus tuberculeux rappelle alors celui d'une angio- « cholite suppurée..... »

Le foie est le plus souvent hypertrophié, surtout chez l'adulte ; quelquefois, surtout chez l'enfant, son volume est normal. Chez l'adulte, il présente très souvent tous les caractères du foie gras le plus typique; quelquefois, il est dur, granuleux, cirrhotique; d'autres fois il est amyloïde; le plus souvent il présente une couleur brune, biliaire, très accentuée, principalement chez l'enfant, chez lequel, en général, le parenchyme paraît normal en dehors des lésions tuberculeuses. Presque toujours le foie est très hypérémié, et l'hypérémie semble porter surtout sur le territoire des veines sus-hépatiques, ce qui lui donne l'aspect du foie muscade.

Les tubercules sont rares à la surface, où ils font souvent complètement défaut. Quelquefois cependant, avant d'avoir fait une seule section, on peut être averti de la présence de tubercules biliaires par l'existence de gros tubercules ramollis, verdâtres, sous-corticaux. Si on fait des coupes, sur chaque section on est frappé à première vue par l'existence d'un nombre plus ou moins considérable de petites cavités, remplies d'une boue puriforme, plus ou moins liquide et colorée en vert foncé ou en jaune par les pigments biliaires. Ce sont les kystes biliaires de Cruveilhier, les *cavernes biliaires* des autres auteurs. Le volume de ces cavernes est fort variable; il en est qui sont à peine grosses comme un grain de chénevis, tandis que d'autres pourraient loger une noisette. Il n'est pas rare de voir, côte à côte, deux cavités semblables, séparées par une cloison fibreuse très étroite; si on fait une section sur cette cloison on peut quelquefois constater qu'elle est incomplète et que les deux cavités s'ouvrent l'une dans l'autre.

Les grosses cavernes affectent véritablement l'aspect de kystes biliaires; elles sont nettement limitées par une coque fibreuse assez épaisse en dehors de laquelle le parenchyme hépatique est comme aplati; la surface interne de cette coque fibreuse est tapissée par une sorte de membrane pyogénique qui s'effrite en grumeaux et en lambeaux lorsqu'on place la caverne sous un filet d'eau pour la vider.

Les cavernes de petites dimensions sont beaucoup moins nettement circonscrites ; elles ne présentent pas une coque fibreuse qui les enkyste ; elles semblent se fondre en dégradant dans le parenchyme ambiant et donnent beaucoup plutôt l'impression de tubercules ramollis et infiltrés de bile mélangée aux détritus caséeux que de cavités kystiques. Ces différences avec les grosses cavernes enkystées sont bien mises en évidence par l'épreuve du filet d'eau.

Entre ces deux extrêmes on constate naturellement tous les intermédiaires.

Quant à découvrir par une dissection attentive, comme dit Barrier, la communication de ces cavernes avec le conduit biliaire dans lequel elles se déversent, c'est un exercice de patience que j'ai tenté mais que je n'ai jamais réussi, et je crois que si le fait est possible il doit être exceptionnel. J'en dirai autant de cette idée répétée par nombre d'auteurs qu'on peut voir de semblables cavernes échelonnées le long d'un même conduit biliaire. J'ai cherché plusieurs fois à vérifier cette donnée à l'amphithéâtre; pour cela, je faisais à petits intervalles des coupes macroscopiques en séries, si l'on veut me permettre cette expression, en rayonnant tout autour de la caverne. Très souvent je rencontrais à peu de distance une nouvelle caverne, plus grosse ou plus petite que la première, mais rien n'autorisait à penser qu'elle représentait un canal biliaire dilaté et caséeux et encore moins qu'elle siégeait sur le même canal que la première.

Tout ce que l'examen macroscopique permet de constater, c'est que toujours il existe aux confins de ces cavernes un espace-porte assez volumineux pour être distingué à l'œil nu ; lorsque plusieurs cavernes existent dans le voisinage de ce grand espace-porte il est permis de penser qu'elles se sont développées sur des ramifications émanant de lui, mais rien de plus. Nous verrons les résultats de l'examen histologique confirmer cette interprétation.

A côté de ces cavernes biliaires de volume et d'aspect variables, on peut trouver dans un pareil foie une infinité de *tubercules* visibles à l'œil nu. La plupart sont assez volumineux, beaucoup sont verdâtres ou jaunâtres, imprégnés de bile, presque caverneux; d'autres, moins gros, sont simplement caséeux et présentent en leur centre un petit point verdâtre, bien rond, nettement limité; on dirait d'un canal biliaire atteint de péri-angiocholite ou, si l'on veut, d'une masse caséeuse traversée par un conduit biliaire. Mais, je crois, et l'examen histologique montrera le bien-fondé de cette opinion, que cette apparence n'est qu'une illusion visuelle et qu'il s'agit en pareil cas de cavernes en voie de formation.

En outre de ces lésions spéciales, le foie peut présenter toutes les variétés de tubercules vulgaires, depuis la granulation miliaire simple jusqu'au *tubercule fibreux*. Ces derniers sont assez fréquents dans les cas de tuberculose biliaire discrète des adultes et des vieillards; ils forment de petits nodules jaunâtres, durs, inclus comme indifférents dans le parenchyme hépatique dont ils sont séparés par une ligne nette d'enkystement fibreux. Quelquefois la transformation fibreuse est incomplète et le centre reste en partie caséeux et quelquefois verdâtre; il est probable qu'en pareil cas ces nodules fibreux, plus ou moins volumineux, représentent des cavernes guéries ou en voie de guérison.

Tel est l'aspect-type d'un foie présentant des lésions de tuberculose des voies biliaires. Le plus souvent tous les stades macroscopiques se rencontrent côte à côte sur le même foie ; quelquefois, mais plus rarement, on ne distingue à l'œil nu que des cavernes ou bien de grosses masses fibro-caséeuses à centre ramolli et verdâtre, sans cavernes ; c'est en pareil cas qu'on est tenté de porter le diagnostic macroscopique de péri-angiocholite tuberculeuse ; ces cas s'observent surtout chez les enfants et j'en ai rencontré pour ma part un certain nombre à l'hôpital des Enfants-Malades dans le service de mon regretté maître, le docteur Ollivier.

Pour terminer cette description macroscopique, il convient d'ajouter que la confluence de ces lésions peut être plus ou moins grande ; les cas qui ont permis de comparer ces cavernes à des grains de chapelets échelonnés tout le long de l'arbre biliaire, sont les plus rares.

Dans la tuberculose des voies biliaires, les grosses voies d'excrétion sont intactes, ainsi que nous l'avons vu, au moins macroscopiquement. La vésicule est de volume normal et ne contient pas de calculs ; la bile est généralement épaisse, visqueuse et très brune.

Au niveau du hile du foie et autour du cholédoque on trouve toujours des *ganglions*, plus ou moins nombreux et volumineux, plus ou moins infiltrés de tubercules, quelquefois complètement caséeux. Il en est un dont la présence m'a paru constante ; c'est celui qui siège dans l'angle pancréatico-duodénal, accolé au cholédoque, au point où celui-ci disparait dans la tête du pancréas.

A côté de ces lésions hépatiques et péri-hépatiques je ne ferai que mentionner les altérations des autres viscères.

Dans toutes les formes de tuberculose des voies biliaires, aussi bien les discrètes que les confluentes, on constate des lésions tuberculeuses généralisées. S'il s'agit d'une tuberculose aiguë on trouvera des granulations dans presque tous les viscères; s'il s'agit d'une tuberculose chronique on pourra constater telles ou telles localisations de tuberculose généralisée chronique ou aiguë terminale, telle la méningite.

Mais il est une localisation qui mérite une mention spéciale, car elle est constante; je veux parler des ulcérations intestinales. La tuberculose intestinale avec envahissement plus ou moins prononcé des ganglions mésentériques fait, selon moi, parti du processus de tuberculisation des voies biliaires. La coïncidence ne fait jamais défaut, en particulier dans les formes confluentes et cette constatation anatomo-pathologique me semble de la plus haute importance au point de vue des déductions pathogéniques qu'on en pourrait déjà tirer et qui, j'espère, découleront nettement de la suite de ce travail.

b) *Anatomie pathologique microscopique.*

L'étude anatomo-pathologique microscopique de la tuberculose des voies biliaires doit, pour être complète aujourd'hui, comprendre deux parties : l'*histologie* et la *bactériologie.*

I. **Histologie.** — Pour être complet, l'examen histologique d'un foie présentant des lésions de tuberculose des voies biliaires doit porter d'une part sur les altérations du parenchyme hépatique et des diverses parties qui le constituent normalement, d'autre part sur les productions tuberculeuses qui l'ont envahi.

Je me contenterai, sur le premier point, de renvoyer au chapitre précédent où j'ai signalé les diverses variétés d'hépatite qui peuvent se rencontrer ; elles ne présentent en effet, dans le cas particulier, aucun caractère spécial et ne sauraient par conséquent trouver place ici. Il me suffira de les mentionner dans chacune des observations que je réunirai à la fin de ce chapitre.

Je limiterai donc la description histologique à l'étude des tubercules biliaires dans toutes les variétés qu'ils peuvent présenter et serai nécessairement conduit par cette voie à décrire l'état des parties ambiantes, notamment de l'espace-porte et particulièrement des canaux biliaires.

Je distinguerai *quatre variétés histologiques :*

La granulation péri-biliaire. — Le tubercule ramolli infiltré de bile. — La caverne biliaire. — Le tubercule fibreux de guérison.

1° *Granulation péri-biliaire.* — Celle-ci ne peut être distinguée à l'œil nu ; le microscope seul permet de reconnaître son siège péri-biliaire. Elle se traduit par une infiltration leucocytique abondante ayant pour centre un canal biliaire de petit calibre. C'est un follicule tuberculeux qui n'a de particulier que son siège. Dans les foies où les tubercules biliaires macroscopiques sont très abondants (formes confluentes) de semblables follicules se rencontrent en grand nombre sur les coupes. Ils sont développés en plein espace-porte, et c'est là peut-être une des principales caractéristiques histologiques de la tuberculose des voies biliaires ; dans cette forme de tuberculose hépatique, en effet, il m'a toujours semblé, et en cela je me range derrière l'opinion de Pilliet, que la tuberculose « au lieu de former des nodules au voi-« sinage de l'espace-porte, mais plus ou moins indépendants

« de lui, en crée qui occupent le tissu conjonctif épaissi et « modifié de l'espace de Kiernan. »

Au centre de ce follicule tuberculeux le canal biliaire reste le plus souvent parfaitement distinct et l'intégrité, longtemps persistante de son épithélium, est un des traits les plus frappants à signaler.

Cette disposition s'observe dans les espaces-portes de petites dimensions ; leur gaîne glissonienne est enflammée, épaissie, infiltrée d'éléments embryonnaires ; la veine est le plus souvent impossible à distinguer, perdue au milieu du nodule tuberculeux, thrombosée.

Mais le follicule tuberculeux péri-biliaire peut aussi se rencontrer dans les grands espaces-portes. Là, il peut affecter plusieurs sièges :

a) Tantôt il est, comme précédemment, développé autour du canal biliaire; et alors, en raison du volume de celui-ci, on peut s'assurer que l'infiltration tuberculeuse en occupe la paroi propre, ce qu'on ne pouvait reconnaître sur les canaux des petits espaces; ce follicule péri-biliaire peut occuper toute la périphérie du canal ou seulement une zone plus ou moins étendue; dans le premier cas, il forme une sorte de manchon à l'épithélium qui reste parfaitement distinct et séparé de lui par un étroit espace clair.

b) Tantôt, le follicule tuberculeux, au lieu d'être situé dans la paroi propre du canal biliaire, est développé autour des acini glandulaires annexés à ce canal; c'est ce qu'on peut voir dans les espaces-portes de premier et de second ordre; deux ou trois follicules semblables peuvent alors se montrer autour d'un canal biliaire de gros calibre.

c) Tantôt le follicule tuberculeux a pour centre un bouquet de néo-canalicules biliaires ; c'est ce qu'on peut voir à la périphérie des grands espaces-portes atteints d'inflammation chronique ou dans la zone externe de la paroi des cavernes biliaires, comme nous le verrons plus loin. Mais en pareil cas le tubercule affecte la forme d'infiltration diffuse de préférence à la forme nodulaire. Il existe toute une zone plus ou moins étendue d'infiltration leucocytique, au sein de laquelle cheminent de petits boyaux canaliculaires à épithélium cubique. Ces néo-canalicules sont la signature histologique d'une inflammation chronique mais ne sauraient avoir aucune autre signification. Encore qu'au milieu d'eux on rencontre des cellules géantes de toute beauté et qu'en passant par toute une série de transformations intermédiaires visibles au microscope, on soit en droit de penser que ces néo-canalicules puissent se transformer sur place en cellules géantes (Arnold, Pilliet), cette constatation ne saurait en aucune façon autoriser à admettre une localisation primitive de la tuberculose sur l'épithélium biliaire.

Cette transformation de l'épithélium biliaire en cellules géantes pourrait d'ailleurs être discutée de même pour certaines granulations tuberculeuses qui paraissent occuper le siège de petits espaces-portes complètement modifiés et méconnaissables; dans le foie que M. Netter m'a donné (Obs. XVI) on voit sur les coupes un grand nombre de semblables granulations; dans les unes, au sein du nodule tuberculeux, on aperçoit une ou deux cellules géantes superbes, et rien de plus; sur d'autres, on distingue une artériole, une fente plus ou moins large représentant la veine perdue au milieu du nodule d'infiltration leucocytique, et non loin d'elle une belle cellule géante, toute ronde, avec une couronne régulière de noyaux allongés à orientation radiée ; dans le premier cas, il est probable qu'il s'agit de granulations vulgaires développées en un point quelconque du parenchyme ; dans le second cas, il est évident qu'il s'agit d'un espace-porte en voie de disparition et il est probable que la cellule géante représente le canal biliaire, transformé sur place, car on ne trouve en aucun point la trace de celui-ci.

En résumé, on peut constater des lésions tuberculeuses histologiques des voies biliaires non localisables macroscopiquement ; elles se caractérisent par l'apparition de nodules ou d'infiltrations leucocytiques englobant les canaux biliaires ou leurs annexes et pouvant provoquer leur transformation sur place en cellules géantes. Mais il est à remarquer cependant que l'épithélium des canaux biliaires qui sont le centre de développement des follicules tuberculeux, reste le plus souvent très longtemps indemne et que cette transformation possible en cellules géantes doit, dans la majorité des cas, rester limitée aux follicules péri-glandulaires des grands espaces, aux follicules péri-néo-canaliculaires, et aux follicules péri-canaliculaires des petits espaces-portes.

Cette évolution vers la cellule géante n'a d'ailleurs rien de surprenant ; la cellule géante représente le terme ultime de la défense de nos tissus contre le parasite qui les envahit ; l'infiltration leucocytique abondante du début n'est autre chose que le résultat d'une diapédèse exagérée qui met en face du bacille des phagocytes ; dans le cas particulier, il se forme ainsi tout autour du canal biliaire une véritable zone de protection ; que si la phagocytose exercée par les éléments migrateurs reste insuffisante, les éléments fixes et en particulier l'épithélium biliaire, irrités par les toxines secrétées, entrent dans la lutte, ce n'est là qu'une hypothèse tout à fait en rapport avec les idées actuelles; le tubercule, en somme, doit être considéré aujourd'hui comme le produit de la réaction de l'organisme vis-à-vis du bacille; c'est une inflammation dans le sens le plus absolu du mot, inflammation caractérisée surtout et d'abord par une diapédèse intense destinée à assurer la phagocytose et pouvant se terminer par l'apparition d'une cellule géante destinée à servir de sépulture au bacille. Cette cellule géante peut être le produit des éléments migrateurs fusionnant entre eux ou résulter de l'entrée dans la lutte des éléments fixes et en particulier des épithéliums. Metchnikoff admet que le rôle phagocytaire n'est pas dévolu aux seuls leucocytes; que phacocyte n'est pas synonyme de leucocyte; que les endothéliums peuvent être phagocytes, voire même, dans certaines conditions, les épithéliums.

2° *Tubercule ramolli, infiltré de bile.* — Celui-ci est déjà localisable à l'œil nu, grâce à la présence d'une zone verdâtre plus ou moins étendue, le plus souvent réduite à un petit point, qui en occupe le centre. Sous le microscope il se caractérise d'une façon schématique, par les traits suivants : C'est un tubercule fibro-caséeux dont le centre, plus ou moins ramolli, est infiltré de bile; il présente trois zones principales : au centre une zone déchiquetée, trouée, dentelée, fortement colorée en jaune ou en vert; en dehors, une bande plus ou moins large de matière caséeuse; à la périphérie une zone fibreuse autour de laquelle les trabécules hépatiques, comme refoulées ou tassées par le développement excentrique du tubercule, se disposent en lignes concentriques.

Dans chacune de ces zones on peut constater, suivant les cas, différents détails :

La *zone centrale*, lorsque le tubercule est à peine ramolli, présente tous les caractères de la matière caséeuse avec cette particularité qu'elle est imprégnée par les pigments biliaires; quand le tubercule est tout à fait ramolli, elle s'effrite sous le rasoir et se présente au microscope sous l'aspect d'une dentelle plus ou moins fine dont les mailles sont formées par des travées fibroïdes ou caséeuses, jaunes ou vertes, enserrant des débris de matière caséeuse, des cristaux de sels biliaires, des leucocytes, des globules sanguins, des cellules épithéliales.

Quelquefois cette zone centrale est occupée par un trou plus ou moins rond, à contour net et régulier, limité par une sorte de membrane basale encore distincte; c'est là, vraisemblablement, la lumière du canal biliaire, ainsi que permet de le reconnaître la présence de cellules épithéliales dans son intérieur. En pareil cas il existe, tout autour de cette lumière, un anneau de matière caséeuse imprégnée de bile et l'on peut le plus souvent distinguer dans le voisinage les vestiges de la veine et de l'artère perdues au milieu de la masse caséeuse qui englobe le tout (1).

La *zone moyenne*, constituée par un tissu caséeux contenant des débris de noyaux et d'éléments cellulaires, présente de place en place, mais pas dans tous les cas, et cela surtout aux confins de la zone externe, des cellules géantes plus ou moins nombreuses et parfois en voie de désintégration et de disparition. Il n'est pas rare d'apercevoir dans cette

(1) Il n'est pas rare de trouver une ébauche de cavité centrale tapissée sur une étendue plus ou moins grande par une assise de cellules épithéliales biliaires, nettement colorées, paraissant intactes et attestant la présence du canal biliaire ulcéré et en partie détruit.

zone la coupe d'un vaisseau sanguin, la veine, le plus souvent, fondue dans la masse caséeuse ambiante et thrombosée.

La *zone externe* se confond en dedans avec la moyenne par une série de transformations progressives; elle est remarquable par l'abondance des éléments embryonnaires ou leucocytiques qui l'infiltrent et qui représentent dans leur ensemble la région d'accroissement ou d'enkystement du tubercule, suivant les cas. Là, les néo-canalicules biliaires sont souvent très développés; au milieu d'eux se voient des cellules géantes qui représentent peut-être la transformation sur place de quelques-uns d'entre eux. Tous ces éléments, leucocytes, néo-canalicules, cellules géantes, centres de formation nodulaire, sont plongés dans un tissu qui tend vers l'organisation fibreuse, ainsi qu'en témoigne la présence de nombreuses cellules étoilées de tissu conjonctif. Ce tissu fibreux est d'autant plus dense qu'on s'avance vers la périphérie; à la limite, c'est du tissu fibreux pur et il est probable que ce tissu fibreux péri-tuberculeux n'est autre chose que la gaîne glissonienne épaissie et enflammée de l'espace-porte dans lequel le tubercule a pris naissance. Et en effet, tout autour de semblables tubercules on constate presque toujours la présence des éléments constitutifs de petits espaces-portes; quelquefois ces espaces-portes sont assez nombreux dans la gaîne fibreuse d'enkystement; mais alors, ils sont tous petits et l'on peut toujours, en un point quelconque, en trouver un beaucoup plus gros; celui-ci existe quelquefois seul à l'exclusion de tout autre plus petit. On peut penser, s'il existe de petits espaces-portes en même temps qu'un plus gros, principal, que ce n'est là qu'une apparence et que les artérioles, veinules et petits canaux biliaires qui se voient en différents points de la périphérie du tubercule ne sont que des ramifications des éléments de l'espace-porte principal, surtout si celui-ci est d'un ordre élevé comme il arrive le plus souvent dans ces gros tubercules biliaires. Quoi qu'il en soit, on distinguera toujours les éléments d'un espace-porte au moins sur la coupe de ces tubercules; suivant les cas, on verra l'artère, la veine et le canal biliaire, ou bien deux d'entre ces trois éléments, ou bien un seul, le plus souvent alors l'artère, car la veine et le canal sont presque toujours englobés dans la masse caséeuse centrale.

3° *Caverne biliaire.* — Si différente macroscopiquement des tubercules biliaires, elle ne s'en distingue microscopiquement par aucun caractère spécial. Elle n'est que l'exagération du type précédent. Ici la zone centrale forme une véritable cavité, anfractueuse, souvent bourgeonnante, remplie de détritus de toutes sortes, de débris épithéliaux formant quelquefois de grands lambeaux, de sels biliaires, de leucocytes, le tout agglutiné par des flocons muqueux et fibrineux. La zone moyenne n'offre aucun caractère différent du type précédent. La zone externe est remarquable par le grand développement qu'elle présente dans la majorité des cas et par l'abondance des néo-canalicules qui la sillonnent le plus souvent. Ce qu'il convient de mettre en relief c'est que l'espace-porte principal est toujours un grand espace, beaucoup plus grand que dans les tubercules non cavitaires et que son volume semble en rapport direct avec celui de la caverne.

4° *Tubercule fibreux de guérison.* — Il se présente sous l'aspect d'une masse homogène, transparente, rappelant celui de la coupe d'un tendon sectionné en travers; il est inclus, comme indifférent, au sein du parenchyme hépatique et remarquable par l'uniformité de sa texture. Mais, entre ce tubercule fibreux, dit de guérison, et les deux types précédents, on peut constater toute une série d'intermédiaires qui ont permis de penser que ces tubercules fibreux n'étaient autre chose qu'un mode de disparition régressive ou de guérison des tubercules ou cavernes biliaires. Dans l'une de mes observations (Obs. I), on peut voir sur les coupes du tubercule qui a servi à la reproduction des dessins annexés à ce travail, la présence d'une zone fibreuse nettement enkystée à l'une des extrémités de ce tubercule. Il est évident que ce tubercule présente déjà une tendance à la transformation fibreuse. Dans une autre observation (Obs. XI) on verra des tubercules incomplètement fibreux, présentant en leur centre une zone encore caséeuse.

Quoi qu'il en soit de ces descriptions générales, si l'on veut bien comprendre les connexions véritables des tubercules biliaires avec les espaces-portes et les voies biliaires, il ne suffit pas d'examiner au hasard deux ou trois coupes ; il est de toute nécessité d'avoir recours à la méthode des coupes en séries et de débiter ces tubercules dans toute leur étendue.

C'est par l'emploi de ce procédé que nous avons vu Kotlar arriver à nier l'existence de la tuberculose des voies biliaires au sens de localisation primitive. Je ne veux pas mêler à ce chapitre d'anatomie pathologique une discussion pathogénique que je réserve encore ; cependant, dès maintenant, je tiens à m'élever, non pas contre l'opinion de cet auteur, mais contre les arguments qu'il invoque. Nous verrons plus loin que l'absence de bacilles dans le contenu des cavernes et dans la bile, l'un de ses arguments, est une constatation erronée; quant au second argument, à savoir que les coupes en séries permettent de voir s'ouvrir dans la même caverne plusieurs conduits biliaires, je crois que, si exacte que soit dans certains cas cette constatation, elle ne saurait comporter la déduction qu'en tire l'auteur, à savoir que les cavernes biliaires ne représentent que « la destruction caséeuse d'un « conglomérat de tubercules miliaires dans lequel les conduits « biliaires se sont trouvés secondairement englobés..... et « non la trace d'un conduit biliaire élargi et détruit. » Je crois que cette constatation, qui peut être faite quelquefois mais est relativement rare, est susceptible d'une autre interprétation qui me semble plus en rapport avec les faits histologiques que je viens de décrire et en particulier avec le siège constant dans la gaîne même de l'espace de Kiernan des tubercules biliaires à leur début. Je pense, en conséquence, que si plusieurs canaux biliaires peuvent s'ouvrir dans la même caverne, cela tient simplement à ce que les cavernes ne se développent que dans les grands espaces-portes, lesquels renferment de nombreuses ramifications des voies biliaires, qui toutes, chacune pour son compte, peuvent se trouver englobées et détruites par les tubercules.

Ce point de détail éliminé, je prendrai comme type schématique de description des résultats fournis par la pratique des coupes en séries, le cas d'un tubercule biliaire ramolli, intermédiaire à la grande caverne et au petit tubercule biliaire. Je choisirai le cas de l'observation I, reproduit sur les dessins annexés à ce travail.

Soit d'abord une coupe passant par le centre du tubercule, là où il est ramolli au point de mériter macroscopiquement le nom de cavernule. Au premier coup d'œil la lecture de la coupe est des plus simples ; c'est un grand espace-porte, envahi, détruit presque en totalité par la tuberculose, à parois épaissies et infiltrées de leucocytes et poussant de ses extrémités des prolongements qui vont se perdre dans le parenchyme.

Le centre est constitué par une sorte de magma fibrino-caséeux, en partie effrité et transformé en une ébauche de cavité irrégulière, tapissée sur une assez grande étendue par une assise de cellules épithéliales cylindriques formant un lambeau légèrement détaché du bloc caséeux sur lequel il repose. Ce lambeau décrit un arc de cercle à peu près régulier ; en face de lui la lumière du canal biliaire est limitée par une large nappe caséeuse colorée en vert foncé par la bile dont elle est imprégnée et présentant de place en place sur son fond déchiqueté quelques cellules d'épithélium biliaire relativement intactes. Presque contiguë à la lumière du canal biliaire ainsi englobé dans la masse caséeuse centrale se voit un trou ovalaire nettement limité, comme taillé à l'emporte-pièce et qui représente vraisemblablement la lumière de la veine. Dans la partie inférieure de la coupe, au-dessous du canal biliaire et de la veine, sur les limites de la zone caséeuse, on aperçoit un nodule arrondi constitué par un amas de noyaux et de cellules un peu allongées, qui doit être l'artère en partie détruite.

Tout autour de cette partie centrale caséeuse, existe une large zone d'infiltration embryonnaire dans laquelle les leucocytes abondent ; par place cette zone montre des centres de formation nodulaire ; elle est traversée et sillonnée par de nombreux néo-canalicules biliaires, qui abondent surtout dans toute la partie contiguë à la lumière du canal biliaire. En dehors de cette zone se distingue la gaine glissonienne fibreuse, épaissie et disparaissant de place en place sous des amas de leucocytes et des ilôts d'infiltration embryonnaire. Autour d'elle, à la limite du tubercule, les trabécules hépatiques sur deux ou trois rangées se tassent concentriquement et prennent vaguement l'apparence de néo-canalicules biliaires. En un point de la périphérie, presque en contact avec la lumière de la veine, la gaine glissonienne présente un épaississement considérable qui renferme une sorte de noyau fibreux arrondi, rappelant l'aspect d'un tendon coupé en travers ou d'un tubercule fibreux de guérison.

Lorsqu'on examine la coupe à un fort grossissement, on constate l'intégrité parfaite des cellules d'épithélium biliaire qui tapissent la partie supérieure de la cavité centrale. Sur les coupes colorées au carmin de Orth et à l'acide picrique ces détails apparaissent avec une netteté remarquable.

Si on examine les coupes suivantes, rigoureusement sériées, on constate des modifications dans l'aspect général de la coupe qui lèvent tous les doutes. La lumière qui nous a paru être celle de la veine, l'est bien, en effet; car la limite est constituée par une ligne mince, fibrillaire, supportant de place en place quelques cellules endothéliales gonflées et la lumière est comblée en partie par un coagulum fibrineux enserrant des amas de globules sanguins. D'ailleurs, cette lumière se montre toujours au même point sur toute la série des coupes, et cela avec la même forme ovalaire générale, si bien qu'il ne serait guère permis de la considérer comme une déchirure artificielle du caséum. De même, l'artère devient de plus en plus distincte, grâce à la présence d'un anneau coloré en jaune par l'acide picrique et représentant les vestiges de ses fibres élastiques. La cavité centrale et l'épithélium biliaire conservent à peu près le même aspect sur toute cette série de coupes.

Plus loin, aux limites du ramollissement central, la lumière de la veine ne se distingue plus ; à un faible grossissement, elle est représentée par une zone d'infiltration embryonnaire diffuse dont le centre est sillonné de rigoles très petites, anastomotiques et bourrées de globules sanguins. L'artère au contraire devient de plus en plus nette ; elle n'est plus comprise dans la masse caséeuse, dont l'étendue a diminué. La cavité centrale anfractueuse, creusée dans le caséum, a disparu ; le canal biliaire se présente, dans la partie exactement correspondante à cette cavité, au milieu de la zone d'infiltration embryonnaire péri-portale ; son épithélium est remarquable par son intégrité presque absolue ; les cellules prennent les réactifs de manière normale, mais elles sont un peu irrégulières, se dépassent légèrement les unes les autres et forment de petits bourgeonnements, comme si la muqueuse, refoulée par le développement du tubercule péri-biliaire, s'était repliée sur elle-même. Sur une série de six à sept coupes, on voit cet épithélium se perdre dans la masse caséeuse, dans le point correspondant à celui où il faisait défaut dans la cavité centrale des coupes de la première série. C'est évidemment là que s'est faite l'ulcération du canal biliaire.

Sur les coupes qui suivent immédiatement ces dernières, la lumière du canal biliaire ne se distingue plus ; ses cellules épithéliales sont tombées et perdues au centre d'un large nodule leucocytique.

En continuant ainsi la série des coupes, on voit les dimensions de l'espace-porte diminuer progressivement, les lésions tuberculeuses s'atténuer et faire place aux suivantes ; la gaîne glissonienne est très épaisse, très fibreuse ; l'artère et le canal biliaire s'entourent d'une large gaîne de lames fibreuses concentriques. La lumière du canal biliaire devient de nouveau apparente ; il est même bifurqué ; son épithélium et très net, mais les cellules sont manifestement rangées sur deux ou trois couches, attestant d'un certain degré d'angiocholite catarrhale. On ne distingue plus la moindre lumière pour représenter la veine ; elle est transformée en un cordon fibreux limité à sa périphérie par un anneau étroit rempli de globules et d'où partent des rigoles qui sillonnent le centre en s'anastomosant entre elles et en permettant un certain degré de circulation.

Plus loin les lésions de l'épithélium biliaire disparaissent ; il n'y a plus d'angiocholite.

Tels sont les détails que j'ai pu constater avec la plus grande netteté par l'examen des coupes en séries des tubercules de ce foie. D'une façon générale, ils m'ont paru identiques dans tous les cas de tubercules biliaires dont j'ai fait l'examen ; mais je dois dire qu'il est rare de les trouver aussi simplement démonstratifs que dans ce cas particulier.

En résumé, de cet examen histologique découlent pour moi les données suivantes :

Les tubercules biliaires se développent dans les espaces-portes ; la veine paraît le centre primitif de formation de l'inflammation tuberculeuse qui atteint et détruit secondairement le canal biliaire ; la phlébite existe en effet avec une intensité incontestable et cela bien au-delà des lésions du canal biliaire ; l'angiocholite disparaît à quelque distance de la zone envahie par les tubercules et même dans cette zone l'épithélium biliaire est conservé presque en totalité.

Quant à l'artérite et à la péri-artérite elles me paraissent ainsi que l'angiocholite et la péri-angiocholite, et cela pour des raisons analogues, imputables à l'inflammation de voisinage.

Tout ce que je viens de dire pour les tubercules biliaires s'applique aux cavernes. La seule différence, si toutefois c'en est une, est que la caverne correspond, comme je l'ai déjà dit à un espace-porte de volume beaucoup plus grand et que par conséquent, il n'est pas rare, à l'inverse de ce qui a lieu en général pour les petits tubercules, de constater la communication avec plusieurs conduits biliaires. Je tiens à signaler une cause d'erreur qui pourrait, pour un observateur non prévenu, faire rejeter l'interprétation que je viens de présenter. Les morceaux inclus que l'on coupe proviennent des cavernes que l'on a rencontrées au hasard des sections pratiquées dans l'organe. Or, ces sections peuvent passer précisément dans le plan de direction de l'espace-porte principal, si bien que, même si l'on a recueilli les deux moitiés de la caverne ainsi traversée par le couteau, il est possible qu'aucune des coupes en séries, si rigoureusement faites soient-elles, ne montre la coupe de cet espace ; en effet, les premières coupes que l'on retire de chaque morceau sont le plus souvent rejetées comme incomplètes et l'on ne commence la série qu'au moment où le rasoir emporte la presque totalité de la surface, c'est-à-dire quand tout l'espace-porte peut déjà avoir été coupé. Je suis convaincu que c'est ainsi qu'il faut expliquer l'absence de l'espace-porte dans bon nombre de coupes en séries de tubercules ou de cavernes biliaires ; en effet, quand par hasard il arrive de débiter sous le microtome une caverne entière qui se trouvait dans le morceau recueilli au voisinage de celle qu'on avait cru garder seule, on trouve toujours l'espace-porte en un point quelconque, soit dès les premières coupes, soit plus loin.

D'autre part, si les cavernes paraissent développées surtout dans le parenchyme hépatique, cette apparence ne saurait infirmer mon interprétation et faire prévaloir celle de Kotlar ; car, au lieu d'admettre que la caverne a gagné excentriquement les confins d'un espace-porte dans lequel elle s'est ouverte, il est aussi rationnel de penser que le tubercule, développé préalablement en plein espace-porte, a refoulé et en partie détruit le parenchyme hépatique voisin au fur et à mesure de son extension Et cela ne me paraît pas une hypothèse gratuite, puisque le début d'apparition des tubercules biliaires peut être constaté tout à fait nettement, ainsi que nous l'avons vu, dans l'intérieur même de l'espace-porte et semble commandé, au moins dans la majorité des cas, par une thrombose tuberculeuse de la veine

J'ai déjà dit un mot des lésions de réaction inflammatoire que présente le canal biliaire au niveau des tubercules. Les examens en séries m'ont permis de constater que l'angiocholite reste limitée à un territoire très peu étendu et qu'elle est surtout marquée, ainsi que l'a montré Sabourin, en aval du tubercule, où elle se traduit par un catarrhe plus ou moins intense. Cette constatation microscopique semble justifier à elle seule l'interprétation de Sabourin qui regarde cette angiocholite comme le produit d'une irritation de l'épithélium biliaire par l'écoulement des produits contenus dans la caverne. Dans l'hypothèse de Chauffard (infection biliaire surajoutée) les lésions d'angiocholite devraient être généralisées, ce que le microscope ne montre pas. On trouve bien dans presque tous les cas de tuberculose chronique des voies biliaires, un catarrhe plus ou moins prononcé de certains gros canaux biliaires ; mais ces lésions sont très discrètes, très disséminées, très peu étendues et ne se trouvent guère que dans les gros espaces dans le territoire desquels s'abouchent les cavernes. J'aurai d'ailleurs à revenir sur ce point dans quelques instants.

Avant de terminer ce chapitre d'histologie, il me reste à dire quelques mots des lésions du parenchyme hépatique qu'on observe en général dans cette forme de tuberculose du foie.

Elles peuvent être très variées, et l'énumération que j'en ai donnée au chapitre d'anatomie pathologique macroscopique me paraît suffisante. Mais il est une particularité sur laquelle je désire attirer l'attention, c'est l'existence presque constante d'une cirrhose plus ou moins accentuée, cirrhose qui peut affecter des types différents, mais se traduit en général par une dégénérescence graisseuse plus ou moins complète du parenchyme et par un épaississement plus ou moins considérable des gaînes glissoniennes d'où partent des prolongements qui peuvent sectionner le parenchyme et dessiner des ilôts plus ou moins grands Dans ces travées fibreuses on constate presque toujours la présence de petits canaux biliaires très nets et l'on est frappé de l'abondance des néo-canalicules qu'elles renferment et qui sont surtout nombreux à la périphérie des grands espaces-portes, où ils forment parfois de véritables pelotons que Pilliet compare à de petits adénomes biliaires. Cette disposition peut être quelquefois si accentuée que la coupe rappelle d'assez près l'aspect des cirrhoses expérimentales consécutives à la ligature du cholédoque. Je tiens à signaler ce fait en passant, car j'aurai l'occasion de le mettre en parallèle avec certains résultats expérimentaux.

II. **Bactériologie.** — Kotlar semble être jusqu'ici le seul auteur qui ait recherché la présence du bacille de Koch dans les tubercules biliaires. « On ne trouve de bacilles de Koch, dit-il, que dans les cellules géantes comprises dans les parois de la caverne et jamais dans son contenu ni dans la bile. » Il fait de cette proposition l'un de ses arguments pour admettre que l'infection des voies biliaires se fait par la voie du sang. Si cette hypothèse peut, dès à présent, nous sembler probable, en raison de ce qui précède, l'argument invoqué ici ne saurait la justifier, car il est erroné. En effet, dans la majorité des cas où j'ai examiné le contenu des cavernes biliaires par colorations immédiates sur lamelles, j'ai pu rencontrer le bacille de Koch. De même, les résultats des recherches entreprises avec la bile recueillie dans la vésicule, ont été positifs le plus souvent.

D'où il résulte simplement que, dans la tuberculose dite des voies biliaires, le bacille de Koch peut exister dans la bile ; mais cette constatation ne comporte aucune déduction pathogénique car elle ne montre en aucune façon la voie qu'a suivie le bacille pour pénétrer dans les voies biliaires.

Je suis encore en désaccord avec Kotlar sur les localisations des bacilles dans les cavernes biliaires. Non seulement on ne les trouve pas seulement dans les cellules géantes de la paroi, puisqu'ils existent dans le contenu ; mais, bien plus, c'est précisément dans ces cellules géantes qu'on les voit le moins souvent. Et c'est là, d'ailleurs, un fait d'observation quotidienne en ce qui concerne l'étude des tubercules en général : la cellule géante est le terme ultime du processus phagocytaire ; elle enterre le bacille. — C'est au contraire dans les centres de formations nodulaires et dans la zone caséeuse des cavernes et des tubercules que le bacille peut être le plus souvent coloré. Mais je me hâte d'ajouter qu'il est en général très rare et même qu'il peut être impossible d'en rencontrer un seul sur des coupes provenant de foies dont la bile contenait des bacilles.

Quant aux petites granulations péri-biliaires, elles montrent souvent des bacilles bien colorés contenus dans les leucocytes qui les constituent.

Enfin, sur quelques coupes, j'ai pu, mais exceptionnellement, colorer d'innombrables bacilles dans des nodules caséeux développés autour de veines thrombosées.

D'ailleurs, très souvent, les colorations dans les coupes restent infructueuses et ce serait, en pareil cas, perdre son temps que d'insister ; j'en parle par expérience. L'aspect des lésions, la présence de cellules géantes, suffisent à faire le diagnostic. Que si les bacilles sont rares, cela ne signifie pas qu'il est difficile de les colorer dans le foie, ainsi que l'ont prétendu quelques auteurs ; mais bien plutôt qu'ils ont été détruits par la phagocytose, si remarquablement vivace au niveau de ces tubercules biliaires.

Mais l'examen bactériologique, pour être complet, doit porter aussi sur la recherche des autres microbes qui pourraient se trouver associés au bacille de Koch, soit dans la bile et les voies biliaires, soit dans le sang.

On comprend d'ailleurs que ces recherches sont très délicates et forcément entravées par des difficultés impossibles à éviter. En effet, à moins de recueillir systématiquement aussitôt après la mort la bile de tous les sujets tuberculeux, ce qui est pratiquement impossible, on s'expose fatalement, lorsqu'on rencontre par hasard à l'amphithéâtre un cas de tuberculose des voies biliaires à ne recueillir qu'une bile infectée par le bactérium coli ou tout autre parasite de l'intestin.

Aussi bien ai-je négligé cette partie de l'examen bactériologique et me suis-je borné à faire sur les coupes histologiques la recherche des microbes par les différentes méthodes employées à cet effet.

Dans le contenu des cavernes et des grosses voies biliaires voisines atteintes d'angiocholite, j'ai presque constamment rencontré le bacterium coli et jamais aucun autre microbe, mais très peu abondant et seulement dans la lumière de ces canaux ou dans la cavité centrale de ces cavernes. Aussi me semble-t-il probable que la présence de ce microbe n'a pas une grande signification, qu'il n'avait pénétré dans ces régions qu'après la mort et ne jouait aucun rôle dans la production de l'angiocholite. Rapprochant ces résultats négatifs des données histologiques qui montrent que l'angiocholite reste limitée à un territoire peu étendu des canaux englobés dans les masses tuberculeuses, que d'autre part, les voies biliaires respectées par la tuberculose ne présentent pas de lésions d'angiocholite, qu'en d'autres termes il n'y a pas d'angiocholite généralisée à tout l'arbre biliaire, — je crois que l'hypothèse si séduisante de Chauffard doit être abandonnée et que la production des cavernes biliaires n'est pas due à une infection des voies biliaires venant se greffer sur une tuberculose péri-biliaire. L'absence d'autres microbes qu'un bactérium coli indifférent, dans les points où les voies biliaires sont atteintes d'angiocholite, ajoute encore un précieux argument à l'hypothèse de Sabourin.

Dans un seul cas (Obs. XV) j'ai trouvé du staphylocoque en abondance sur les coupes. Ce microbe était contenu dans les voies veineuses ; mais ici encore il semblait indifférent dans la lumière des vaisseaux et ne présentait aucune localisation spéciale. Si bien qu'il est probable qu'il avait pénétré dans ces vaisseaux au moment de l'agonie ou après la mort. D'ailleurs il n'existait ni dans les voies biliaires ni dans les cavernes et par conséquent ne pouvait jouer aucun rôle dans la production de ces dernières.

Arrivé au terme de l'étude anatomo-pathologique de cette variété de tuberculose hépatique, dite tuberculose des voies biliaires, je crois utile de grouper sous forme de résumé les principales données qu'elle comporte : Qu'il s'agisse de formes discrètes ou confluentes, de granulations, de tubercules ou de cavernes biliaires, la lésion est identique.

Le tubercule biliaire est un tubercule développé dans la gaîne même d'un espace-porte et paraissant avoir pour localisation primitive, pour centre de formation, une thrombose de la veine. Le canal biliaire est englobé secondairement dans l'infiltration tuberculeuse au milieu de laquelle son épithélium reste intact jusqu'au moment où il s'effondre en un point quelconque ; cet effondrement de la barrière épithéliale permet à la bile de se répandre dans le caséum ambiant qu'elle va imprégner de ses pigments ; celui-ci, ainsi baigné par la bile, s'effrite, se transforme en une boue plus ou moins liquide qui, à son tour, reflue par la même issue, entraînant avec elle les bacilles qu'elle contient et qui passent ainsi dans la circulation biliaire.

Pourquoi la tuberculose semble-t-elle affecter dans certains cas une sorte de systématisation qui fait les formes confluentes? l'histologie ne saurait le dire de manière absolue. La discussion de cette question de pathogénie trouvera sa place à la suite des résultats fournis par l'expérimentation.

OBSERVATIONS

A. — Cas de Tuberculose biliaire discrète.

Observation I. — Tuberculose pulmonaire chronique. — Méningite terminale.

M..... Armand, 44 ans, verrier, entre à l'hôpital Saint-Antoine, salle Marjolin, dans le service de M. le Dr Gaucher, le 6 décembre 1894.

Les antécédents ne présentent aucune particularité; excès de boissons avoués par le malade.

Signes cavitaires aux sommets; sueurs profuses, diarrhée incoercible; mort par méningite tuberculeuse aiguë, le 27 janvier 1895.

Autopsie. — Constatation des lésions pulmonaires et méningies diagnostiquées. Granulie généralisée. *Ulcérations tuberculeuses de l'intestin.*

Foie. — Gros et gras, très hypérémié, offrant par place l'aspect du foie muscade. A l'œil nu on n'aperçoit qu'un petit nombre de tubercules, tous péri-biliaires, du volume d'une tête d'épingle ou d'un grain de millet; on en compte une douzaine environ disséminés çà et là au hasard des coupes. Pas de cavernes proprement dites; mais les plus gros de ces tubercules sont très ramollis et simulent de petites cavernules remplies de boue biliaire.

L'examen histologique de ce foie a servi de type à la description que j'ai donnée des résultats fournis par la méthode des coupes en séries. Je renvoie donc à ce chapitre. J'ajouterai seulement ici que le microscope a montré qu'il s'agissait d'un type de cirrhose hypertrophique graisseuse, avec épaississement considérable des gaînes glissoniennes et nombreux néo-canalicules biliaires à leur périphérie. De plus, dans un grand nombre de petits espaces, les canaux biliaires sont englobés dans un manchon leucocytique dont la veine semble le point de départ. Pas de catarrhe des grosses voies biliaires en dehors des espaces-portes envahis par la tuberculose.

L'examen bactériologique a permis de colorer des bacilles dans les tubercules biliaires ; aucun autre microbe n'a été constaté sur les coupes.

L'inoculation de la bile n'a pu être faite, la vésicule ayant été crevée au cours de l'autopsie.

Observation II. — Tuberculose pulmonaire chronique. Phtisie laryngée.

T... Georges, 27 ans, garçon brasseur, entre le 25 octobre 1894 à l'hôpital Saint-Antoine, salle Marjolin, dans le service de M. le docteur Gaucher.

Les antécédents ne présentent aucune particularité ; le malade avoue de grands excès de boissons.

Signes cavitaires aux sommets, infiltration diffuse dans le reste des deux poumons ; phtisie laryngée ; diarrhée ; mort par consomption.

Autopsie. — Constatation des lésions diagnostiquées dans les poumons et le larynx. — Nombreuses ulcérations tuberculeuses, très larges, serpigineuses du cœcum, de la fin de l'iléon et du commencement du côlon ascendant. Caséification des ganglions mésentériques, surtout dans les angles du cœcum. — Granulations tuberculeuses dans les reins.

Foie. — Gros et un peu gras. — Pas de péri-hépatite ; pas de tubercules à la surface. Sur les coupes on rencontre de place en place quelques granulations de la grosseur d'une tête d'épingle, toutes colorées en vert en leur centre par la bile ; ces granulations sont peu nombreuses ; on en compte une dizaine disséminées un peu partout au hasard des coupes. Pas de cavernes biliaires. Pas d'autres lésions tuberculeuses macroscopiques.

Les grosses voies biliaires extra-hépatiques sont perméables : la vésicule contient une bile couleur acajou, un peu visqueuse ; sa muqueuse paraît saine ; elle ne renferme pas de calculs. Les ganglions du hile du foie sont un peu gros et présentent de petits tubercules.

La bile a été recueillie en pipette au début de l'autopsie (26 heures après la mort) par piqûre du fond de la vésicule. Elle n'a pas été inoculée. Mais, ensemencée sur pomme de terre glycérinée, elle a donné au bout de six semaines une culture pure de bacilles de Koch qui a poussé avec une extrême lenteur.

L'examen histologique des coupes du foie montre : d'une part, une dégénérescence graisseuse manifeste mais peu accentuée et limitée seulement au pourtour des espaces-portes; un épaississement notable des gaînes glissoniennes et un catarrhe assez marqué des grosses voies biliaires; d'autre part, des granulations tuberculeuses nombreuses, disséminées au hasard dans le parenchyme; un certain nombre d'entre elles sont nettement développées dans l'intérieur même de petits espaces de Kiernan où elles semblent surtout péri-biliaires. En beaucoup de points de la coupe, on trouve des apparences qui peuvent être interprétées dans le sens d'une transformation sur place de petits canaux biliaires en cellules géantes; quant aux granulations qui étaient visibles à l'œil nu, elles correspondent exactement au type de description que j'ai donné; l'une d'entre elles est démonstrative; on dirait qu'elle est accolée à deux petits espaces-portes situés dans sa paroi fibreuse d'enkystement; mais les coupes en séries montrent que plus haut ces deux petits espaces s'écartent l'un de l'autre en même temps qu'ils cessent d'être inclus dans la paroi fibreuse du tubercule; si bien qu'ils sont évidemment des ramification de l'espace-porte principal aux dépens duquel s'est développé le tubercule; et en effet, en plein centre caséeux on distingue alors la lumière de l'artère épaissie et fondue dans le caséum, et un ambeau d'épithélium biliaire dans une rigole creusée sur la limite de ce caséum; la veine ne peut être distinguée.

L'examen bactériologique a montré des bacilles de Koch dans ces tubercules et granulations biliaires; aucun microbe n'a pu être coloré dans les grosses voies biliaires atteintes de catarrhe, ni ailleurs.

Dans cette observation, il est intéressant de rapprocher l'angiocholite de certaines grosses voies biliaires, de l'absence certaine d'infection biliaire, prouvée par les ensemencements de la bile de la vésicule qui n'ont donné qu'une culture pure de bacilles de Koch.

Observation III. — Tuberculose et néphrite chronique.

B..... Louis, 45 ans, maçon, entre le 16 mars 1894, salle Marjolin, dans le service de M. le Dr Gaucher, à l'hôpital Saint-Antoine.

Les antécédents n'offrent aucune particularité à signaler.

Les signes stéthoscopiques sont ceux d'une terberculose fibreuse, ancienne, avec petites cavernules aux sommets. De plus albuminurie légère, bruit de galop, athérome généralisé. Terminaison par granulie généralisée, le 11 avril 1895.

Autopsie. — Cœur énorme. Reins : type de néphrite interstitielle, avec cinq ou six petites granulations tuberculeuses corticales. Pas d'ulcérations tuberculeuses de l'intestin.

Foie. — Très gros, offrant l'aspect du foie muscade; pas de péri-hépatite; huit ou neuf tubercules biliaires semés au hasard des coupes.

La vésicule renferme une bile brunâtre, prise en gelée floconneuse et très visqueuse.

Les canaux excréteurs de la bile sont perméables et sains à l'œil nu dans toute leur étendue.

Autour de la terminaison du cholédoque existent deux gros ganglions caséeux, au niveau de l'angle pancréatico-duodénal.

L'ampoule de Vater est saillante, très vascularisée, comme tuméfiée.

Examen histologique. — Les coupes rappellent l'aspect du foie cardiaque avec un degré assez prononcé de cirrhose se traduisant par un épaississement considérable des gaînes glissoniennes et une abondante prolifération de néo-canalicules à leur périphérie et dans les bandes fibreuses qu'elles envoient dans le parenchyme.

Les tubercules biliaires ne présentent aucune particularité ; ils correspondent exactement à la description générale : ils sont presque tous situés dans de gros espaces-portes ; leur périphérie est remarquable par l'abondance des leucocytes et des éléments embryonnaires qui l'infiltrent, et par le nombre prodigieux des néo-canalicules qui la sillonnent ; par place la gaîne fibreuse présente de véritables centres de formation nodulaire. Les canaux biliaires des gros espaces-portes, dans le territoire desquels ces tubercules se sont développés, sont en général atteints de catarrhe et présentent à leur périphérie un certain degré d'infiltration embryonnaire, attestant l'existence d'une inflammation à leur niveau.

L'examen bactériologique, négatif pour la recherche des microbes autres que le bacille de Koch, a montré quelques rares bacilles de Koch dans la partie caséeuse des tubercules.

La bile, recueillie au début de l'autopsie, par piqûre du fond de la vésicule, a été inoculée à un cobaye, qui a été sacrifié au bout de quatre mois et chez lequel on trouva une masse caséeuse sur le péritoine au point d'inoculation et des tubercules dans le foie et la rate.

Observation IV. — Tuberculose chronique. — Ulcérations intestinales. — Tubercules biliaires.

R..... Baptiste..... meurt dans le service de M. le Dr Letulle, le 15 mars 1895.

L'observation clinique ne présentait aucune particularité.

Autopsie. — Tuberculose commune des poumons avec cavernes aux sommets.

Ulcérations intestinales larges et nombreuses.

Quelques tubercules dans la rate et les reins.

Foie.—Très congestionné. Un certain nombre de tubercules visibles à l'œil nu, dont une dizaine environ siègent manifestement sur les voies biliaires. Pas de cavernes biliaires. Rien dans la vésicule ni les grosses voies biliaires extra-hépatiques.

La bile a été recueillie en pipette au moment de l'autopsie. Examinée sur lamelles, elle n'a pas montré de bacilles de Koch. Inoculée à un cobaye, le résultat a été négatif. Mais la bile n'avait été recueillie qu'en très petite quantité ; trois gouttes seulement ont été injectées dans le péritoine de ce cobaye.

Examen histologique. — Les coupes des tubercules biliaires visibles à l'œil nu montrent qu'il s'agit de tubercules ramollis, cavernuleux, développés dans des espaces-portes de volume moyen ; la cavité centrale dont est creusé le caséum est remarquable par la grande abondance des globules sanguins qu'elle contient et par sa margination très nette de place en place par un vestige d'endothélium à cellules gonflées reposant sur une mince paroi fibrillaire presque linéaire. Ici la thrombose veineuse est des plus manifeste. La périphérie de ces tubercules est constituée par une zone d'infiltration embryonnaire remarquable par l'abondance des néo-canalicules qui la sillonnent et en dehors de laquelle se distingue, avec la plus grande netteté, une large bande de tissu conjonctif adulte, qu'on interprèterait dans le sens d'une paroi fibreuse d'enkystement si les coupes en séries ne montraient qu'elle n'est autre chose que la gaîne glissonienne de l'espace-porte correspondant.

En dehors des espaces malades, les grosses voies biliaires sont normales; dans les espaces qui sont le siège de tubercules elles présentent les caractères ordinaires. Pas de dégénérescence graisseuse. Pas de cirrhose. Quelques granulations et follicules disséminées, sans siège précis dans le parenchyme. Quelques-unes siègent dans des petits espaces-portes et englobent le canal biliaire dont l'épithélium reste intact. En beaucoup de points ces granulations sont remarquables par la présence d'une ou deux belles cellules géantes et l'on peut se demander s'il ne s'agit pas là encore de granulations développées dans de petits espaces-portes dont le canal biliaire s'est transformé sur place en cellule géante.

Examen bactériologique. — Rares bacilles de Koch sur les coupes. Pas d'autres microbes.

Observation V. — M... Stéphane, 41 ans, journalier, entre le 2 mars, salle Marjolin, dans le service de M. le Dr Gaucher, à l'hôpital Saint-Antoine. Il meurt le 5 mars 1895, trois jours après son entrée.

D'après les renseignements recueillis, la tuberculose pulmonaire a évolué rapidement. Début il y a 18 mois, à la suite d'une pleurésie. Affaiblissement progressif. Le malade arrive dans le service au terme ultime de la consomption. Infiltration totale des deux poumons avec cavernes et cavernules. Laryngite : aphonie presque complète. — Diarrhée abondante et fétide. — Hypertrophie du foie. — Pas d'albuminurie. — Meurt après avoir déliré pendant 24 heures.

N'aurait jamais eu d'autre maladie que sa pleurésie; mais aurait fait de grands excès de boissons.

Autopsie. — Lésions tuberculeuses anciennes et très étendues des poumons. — Nombreux tubercules dans les reins. Ulcérations intestinales énormes, serpigineuses, en larges placards, dans le cæcum, la fin de l'iléon et le côlon ascendant.

Foie. — Très gros, en dégénérescence graisseuse totale et presentant par place un aspect d'hyperplasie nodulaire graisseuse. Au milieu de la graisse on ne distingue pas à l'œil nu de tubercules, sauf en une région assez limitée (au centre de l'organe environ) où l'on rencontre une demi-douzaine de kystes biliaires dont deux atteignent le volume d'un gros pois, tandis que les autres sont plus petits. Ces cavernes paraissent échelonnées sur le territoire d'un même espace-porte qu'on peut suivre au milieu d'elles.

La vésicule est petite et renferme peu de bile; elle ne présente pas de lésions macroscopiques.

Le cholédoque paraît sain dans toute sa longueur; cependant à sa terminaison, il est très étroit et n'admet pas la sonde cannelée qui passe chez tous les autres sujets; il semble qu'il y ait à ce niveau, à 2^{cm} 1/2 environ de l'ampoule de Vater, un rétrécissement annulaire, un peu fibreux. Au point où le cholédoque s'engage dans le pancréas, on trouve, accolé à lui, un ganglion de la grosseur d'une amande, infiltré de tubercules et de foyers caséeux.

Les ganglions mésentériques sont presque tous caséeux; le péritoine présente à sa surface un semis de fines granulations.

N.-B. — La bile n'a pas été recueillie immédiatement. Elle n'a pas été ensemencée ni inoculée, parce que les cavernes biliaires avaient passé inaperçues à l'amphithéâtre. Elles ne furent rencontrées que par hasard par M. Letulle qui avait emporté le foie à l'École Pratique et le conserva dans le Müller, en plaçant dans le formol le morceau où il avait rencontré ces cavernes. Le lendemain, après un séjour de 24 heures dans ces liquides, il était inutile de songer à inoculer ou à ensemencer la bile de la vésicule. Je me bornai à faire des colorations sur lamelles; elles ne me montrèrent ni bacilles de Koch, ni aucun autre microbe.

Examen histologique. — Dégénérescence graisseuse totale. Pas de granulations tuberculeuses microscopiques. Les cavernes ne présentent dans ce cas aucune particularité, si ce n'est que sur l'une d'elles la lumière du canal biliaire se distingue sous la forme d'un croissant de lune sur toute une série de coupes; ce croissant de lune est limité par une basale presque intacte; dans sa cavité se voient quelques cellules d'épithélium biliaire mal colorées; à ses deux extrémités ce croissant se perd dans la masse caséeuse centrale fortement colorée en vert foncé par l'infiltration des pigments biliaires; non loin, on distingue la lumière de la veine.

Les voies biliaires intra-hépatiques ne présentent pas de catarrhe.

Les coupes du cholédoque au niveau du point rétréci, montrent une infiltration considérable de la muqueuse par des leucocytes, mais pas de bacilles de Koch ni de nodules tuberculeux.

Dans le caséum des cavernes on peut colorer quelques bacilles de Koch très rares. En aucune région on ne trouve d'autres microbes.

Observation VI. — Tuberculose chronique — Ascite.

Autopsie. — Faite dans le service de M. le Dr Letulle, le 1er Mars 1895.

Les renseignements cliniques font défaut.

Cavernules aux sommets des deux poumons et de-ci de-là dans les lobes inférieurs. Adhérences pleurales.

Rien au cœur ni au aux reins.

Ulcérations tuberculeuses de l'intestin.

Péritonite chronique : adhérences, état fibreux du grand épiploon. Épanchement ascitique de plusieurs litres.

Foie. — Petit, retracté. Péri-hépatite récente, aspect granuleux de la surface et des coupes. Cirrhose et congestion intense. Aspect d'hyperplasie nodulaire des parties intermédiaires.

Le lobe de Spiegel fait une saillie anormale. A la face inférieure du lobe droit existe une autre saillie reliée au lobe de Spiegel par une bande de tissu hépatique ; dans ces saillies on trouve quelques petits tubercules biliaires (5 ou 6).

La vésicule, très distendue, ne contient pas de calculs. Pas de ganglions au niveau du hile ; un petit ganglion en partie caséeux accolé à la terminaison du cholédoque.

Examen histologique. — Ce qui frappe surtout sur les coupes c'est l'existence d'une cirrhose très étendue mais peu intense : fines bandes de tissu conjonctif jeune dessinant des ilôts plus ou moins réguliers et volumineux et renfermant dans leur épaisseur un nombre assez considérable de néo-canalicules biliaires.

Les gros espaces-portes ont des parois très épaisses ; leurs canaux biliaires sont atteints d'un catarrhe léger ; autour d'eux existe en beaucoup de points un peu d'infiltration embryonnaire très marquée.

Les coupes des tubercules biliaires montrent qu'il s'agit de petits tubercules en voie de ramollissement, qui présentent les caractères ordinaires.

Pas de dégénérescence graisseuse. Congestion très intense.

Examen bactériologique. — La bile n'avait pas été recueillie et n'a pu être examinée. Sur les coupes, bacilles de Koch très rares dans les tubercules ; pas d'autres microbes.

Observation VII. — Phtisie chronique ulcéreuse.

B... Auguste, 49 ans, entre salle Louis, dans le service de M. le Dr Letulle à l'hôpital Saint-Antoine, en avril 1895 et meurt le 15 mai 1895.

Rien de particulier à signaler dans l'observation clinique.

Autopsie. — Vieilles cavernes multiples aux sommets : adénopathie trachéo-bronchique généralisée. Rien au cœur. Pas de tubercules apparents dans la rate ni les reins. Une douzaine d'ulcérations tuberleuses arrondies dans les vingt derniers centimètres de l'intestin grêle. Péritonite purulente partielle de la cavité pelvienne, paraissant avoir pour point de départ une plaque de sphacèle située sur le côté droit du rectum et entourée de granulations tuberculeuses. — Rien dans les méninges.

Foie. — Evolution nodulaire généralisée. Quelques tubercules apparents sur les coupes ; la plupart péri-biliaires ; deux d'entre eux sont cavernuleux. Poids : 1,830 grammes. Rien dans la vésicule. Les voies biliaires extra-hépatiques sont perméables et paraissent saines ; accolé à la fin du cholédoque, au point où il s'enfonce dans le pancréas, un ganglion infiltré de tubercules.

Examen histologique : les coupes d'un des tubercules cavernuleux montrent sur toute une série une cavité assez régulière enkystée par une large bande de tissu fibreux et remplie de détritus caséeux, de cristaux de sels biliaires et de quelques cellules épithéliales. Plus bas, la cavité a disparu ; elle est remplacée par de la matière caséeuse qui semble divisée en deux par une veine thrombosée qui la traverse dans toute sa longueur. Dans chacun des deux ilôts caséeux ainsi séparés par cette veine on peut distinguer la coupe d'une artère et d'un canal biliaire transformé, mais encore reconnaissable grâce à la présence d'une couronne de cellules épithéliales troubles et mal colorées. Les coupes en série ont seules permis de reconnaître la présence d'un espace-porte dans cette masse tuberculeuse infiltrée de bile ; l'espace-porte se dirigeait parallèlement au plan du rasoir.

Les autres tubercules de ce foie ne présentent aucune particularité.

L'examen histologique a montré en outre une dégénérescence graisseuse assez prononcée, quelques follicules péri-biliaires dans la gaîne de petits espaces-portes et un catarrhe assez intense des grosses voies biliaires qui paraissent dans certains espaces remplies par des bouchons muqueux contenant des cellules épithéliales desquamées.

L'*Examen bactériologique* n'a pas montré sur les coupes de microbes autres que le bacille de Koch, d'ailleurs très rare dans les tubercules.

La bile n'a pas été examinée ni inoculée.

Observation VIII. — R... Placide, 44 ans, journalier, entre salle Marjolin, hôpital Saint-Antoine, dans le service de M. le Dr Gaucher, le 5 décembre 1894 et meurt le 10 janvier 1895.

Tuberculose pulmonaire chronique; large ulcération tuberculeuse de la langue, ayant rongé toute la pointe. — Diarrhée, consomption.

Autopsie. — Tuberculose pulmonaire ulcéreuse, cavernes aux sommets, infiltration totale.

Larges ulcérations intestinales.

Foie. — Un peu gras, renferme plusieurs tubercules visibles à l'œil nu; deux d'entre eux sont nettement péri-biliaires.

L'examen histologique de ces tubercules n'offre rien de particulier à signaler. Sur les coupes on constate de plus un nombre considérable de fines granulations microscopiques; un certain nombre d'entre elles sont développées dans les espaces même de Kiernan où elles forment des follicules péri-biliaires; dans ces espaces, qui sont en général très petits, la thrombose de la veine est évidente.

— La bile n'a pas été examinée.

— Les recherches bactériologiques sur les coupes sont restées négatives.

Observation IX. — Méningite tuberculeuse cérébro-spinale, à début spinal. Terminaison par granulie généralisée.

N... Marie, 29 ans, couturière, entre le 22 décembre 1894, salle Nélaton, hôpital Saint-Antoine, dans le service de M. le Dr Gaucher. Elle meurt le 27 décembre 1894.

L'observation clinique n'offre d'intérêt qu'au point de vue des symptômes médullaires observés. Elle sera publiée ailleurs.

Autopsie. — Plaques de méningite tuberculeuse cérébro-spinale.

Granulations innombrables dans les poumons, quelques-unes dans la rate et les reins.

Foie. — Gros, très hypérémié; à l'œil nu on y distingue un assez grand nombre de granulations, dont quelques-unes (5 ou 6 environ) sont péri-biliaires.

Examen histologique. — Aspect du foie cardiaque; pas de dégénérescence graisseuse, pas de cirrhose.

Nombreux follicules tuberculeux disséminés; un grand nombre siègent dans les petits espaces-portes; là, la veine est thrombosée, à peine reconnaissable, entourée d'un manchon leucocytique qui englobe le canal biliaire et l'artère, elle-même atteinte d'artérite. Les coupes des tubercules biliaires invisibles à l'œil nu offrent les mêmes caractères généraux. L'un d'eux montre un grand espace-porte coupé dans le sens de sa longueur; autour de la veine, à paroi épaissie, se voient deux gros canaux biliaires englobés dans des masses fibrino-caséeuses dont le centre, presque cavitaire, présente un vestige d'épithélium biliaire.

En dehors de ces points, il n'y a pas d'angiocholite des grosses voies biliaires.

Examen bactériologique. — Négatif sur les coupes sauf pour les bacilles de Koch.

La bile n'a pas été examinée.

B. Cas de Tuberculose biliaire confluente.

1° *Forme miliaire aiguë :*

Observation X. — Néphrite chronique. — Vésanie urémique. — Granulie terminale.

Th... Marguerite, 46 ans, ménagère, entre salle Nélaton, hôpital Saint-Antoine, dans le service de M. le Dr Gaucher, le 22 novembre 1894.

Elle est soignée depuis trois mois environ comme brightique; les premiers symptômes ont fait leur apparition au moment de la ménopause; à son entrée dans le service, la malade présente surtout des troubles cérébraux que l'on interprète dans le sens d'une urémie lente à forme vésanique. Mais, au bout de quelques temps, en raison de signes nouveaux (fièvre, râles nombreux dans les poumons... etc.) on pense à la possibilité d'une granulie (1).

Autopsie. — Confirme le diagnostic. Petits reins rouges granuleux et kystiques, sans tubercules.

Granulations tuberculeuses très abondantes dans les poumons, les méninges et le foie.

Ulcérations tuberculeuses très petites et très superficielles, probablement récentes, dans la fin de l'iléon. Rien dans les ganglions mésentériques, ni le péritoine.

La bile, recueillie dans la vésicule, au moment de l'autopsie, a été ensemencée sur différents milieux (bouillon, gélose, gélose glycérinée) ; tous les tubes sont restés stériles. Il n'a pas été fait d'inoculation.

Foie. — Gros, pas de péri-hépatite. Pas de granulations tuberculeuses à la surface.

Sur les surfaces de sections, le parenchyme est littéralement farci d'innombrables granulations miliaires qui semblent toutes siéger sur les voies biliaires, ainsi qu'en atteste la présence en leur centre d'un point verdâtre ou jaune. Quelques-unes sont assez volumineuses et atteignent le volume d'un grain de chénevis; aucune n'est ramollie; il n'y a ni caverne, ni cavernules biliaires.

Pas de cirrhose appréciable à l'œil nu.

Pas de lésions macroscopiques des voies biliaires extra-hépatiques. Les ganglions du hile du foie sont un peu tuméfiés, mais ne présentent pas de lésions tnberculeuses macroscopiques.

Examen histologique. — Sur les coupes du foie on distingue un grand nombre de follicules et de petites granulations tuberculeuses, presque toutes développées dans la gaîne même des petits espaces de Kiernan; en beaucoup d'endroits on voit des granulations qui présentent une ou deux belles cellules géantes à noyaux régulièrement disposés en rayons; il est souvent impossible de reconnaître s'il s'agit ou non d'espaces-portes envahis par la tuberculose, et dans lesquels les canaux biliaires se seraient transformés sur place en cellules géantes.

Les coupes des granulations qui étaient visibles à l'œil nu permettent

(1) Dans les antécédents on ne relève que des excès de boissons incontestables.

de reconnaître que ces granulations sont développées dans des espaces-portes de volume moyen, au pourtour desquels abondent les néo-canalicules biliaires. Ces granulations péri-biliaires présentent d'ailleurs tous les caractères que j'ai donnés dans la description générale. Dans les grands espaces-portes les canaux biliaires sont atteints d'un catarrhe léger.

En outre, dégénérescence graisseuse très peu accentuée et paraissant limitée au pourtour des granulations tuberculeuses.

L'examen bactériologique montre des bacilles tuberculeux, d'ailleurs très rares dans les granulations; aucun autre microbe en aucun point.

2° *Forme chronique disséminée.*

Observation XI. — Cancer du larynx. — Tuberculose pulmonaire. — Cavernes biliaires. — Mort par broncho-pneumonie.

Rh... Charles, 68 ans, journalier, entre le 11 mars 1895, salle Marjolin, à l'hôpital Saint-Antoine, dans le service de M. le Dr Gaucher.

Il présente tous les signes d'un cancer du larynx, compliqué de tuberculose pulmonaire. — Rien à signaler dans les antécédents, si ce n'est de grands excès de boissons.

Il meurt le 14 avril 1895, d'une broncho-pneumonie aiguë.

Autopsie.— Tuberculose pulmonaire caractérisée par la présence de gros tubercules ramollis, sans cavernes, aux sommets et dans le reste des poumons de-ci de-là. Broncho-pneumonie suppurée pseudo-lobaire des lobes inférieurs.

Epithélioma laryngé avec envahissement des ganglions voisins. Ulcérations intestinales tuberculeuses rares et petites.

Foie. — De volume à peu près normal, grenu, cirrhotique à petits grains; pas de tubercules visibles à la surface; sur les surfaces de sections, aspect de foie cirrhotique; sur presque toutes les tranches on trouve des tubercules biliaires, qui atteignent leur plus grand volume dans le lobe droit où l'on trouve trois cavernes, dont l'une atteint le volume d'un petit pois.

En outre, disséminés au hasard des coupes, on rencontre trois nodules blanchâtres, enkystés, de la grosseur d'un grain de millet et rappelant l'aspect des tubercules fibreux de guérison.

Les voies biliaires extra-hépatiques sont perméables; autour des canaux excréteurs existe une chaîne de ganglions peu volumineux mais nettement infiltrés de tubercules. — Pas de lésions tuberculeuses apparentes sur ces canaux ni sur la vésicule.

La *bile*, recueillie dans la vésicule, au moment de l'autopsie, était brunâtre, sirupeuse, prise en gelée floconneuse. Examinée sur lamelles elle a montré une grande abondance de cellules épithéliales desquamées, de leucocytes et de bactérium coli; pas de bacilles de Koch. L'inoculation au cobaye a été négative.

Examen histologique. — Les coupes confirment le diagnostic de cancer du larynx.

Les coupes de la vésicule biliaire ne montrent pas de tubercules. Dans les ganglions situés sur le trajet du cholédoque on trouve des lésions tuberculeuses caractéristiques.

Les coupes des nodules jaunâtres, enkystés, reconnus à l'autopsie comme des tubercules fibreux de guérison, montrent qu'il s'agit de gros tubercules caséeux entourés d'une gaîne fibreuse très large et en partie transformés en tubercules fibreux. Ces tubercules sont situés dans de gros espaces-portes. Tout autour d'eux le parenchyme est transformé, sur une large zone, en une bande de tissu fibreux au sein duquel on peut apercevoir des vestiges de petits espaces-portes.

Les coupes des cavernes biliaires montrent une épaisseur considérable de leur paroi fibreuse d'enkystement; toutes correspondent à un gros espace-porte. Dans une série de coupes de l'une de ces cavernes l'ouverture du canal biliaire est remarquablement mise en évidence.

En outre, il existe une cirrhose du foie très prononcée et se traduisant par la présence de larges bandes fibreuses qui partent des espaces-portes et sectionnent le parenchyme sans toutefois dessiner d'ilôts. La cirrhose se caractérise surtout par un épaississement considérable des gaînes glissoniennes; la dégénérescence graisseuse existe, mais peu accentuée.

En outre, dans les petits espaces-portes on trouve un grand nombre de granulations tuberculeuses qui englobent le canal biliaire et sont toutes remarquables par leur tendance vers l'évolution fibreuse.

Nulle part on ne trouve de lésions d'angiocholite.

Examen bactériologique. — On peut colorer quelques rares bacilles dans la zone caséeuse des cavernes. Sur quelques coupes ou trouve dans la cavité des cavernes et dans la lumière des gros canaux biliaires quelques bactéries ayant l'aspect du bacterium coli.

Observation XII. — Tuberculose généralisée chronique. — Envahissement ganglionnaire généralisé. — Tubercules et cavernes biliaires disséminées.

V... Joseph, 23 ans, journalier, entre dans le service de M. le Dr Letulle à l'hôpital Saint-Antoine, en mars 1895.

Il présente des signes de tuberculose pulmonaire au 3e degré ; de plus, adénite axillaire double nécessitant une intervention chirurgicale.

Rien de particulier dans les antécédents. Mort par consomption en juillet 1895.

Autopsie. — Lésions tuberculeuses ulcéreuses des sommets ; broncho-pneumonie caséeuse du lobe supérieur droit. Tubercules sous-pleuraux et adhérences pleurales.

Les ganglions du médiastin forment une énorme masse caséeuse qui englobe la trachée et les bronches ; quelques-uns de ces ganglions sont complètement calcifiés.

Rien au cœur.

Rate : périsplénite avec adhérences pariétales ; pas de tubercules macroscopiques.

Granulations nombreuses dans les reins.

Larges ulcérations tuberculeuses du jéjunum et surtout de la fin de l'iléon ; quelques-unes dans le côlon ascendant ; tout le long du bord adhérent de l'intestin, chaîne de ganglions caséeux.

Les ganglions du mésentère forment un gros paquet caséeux.

Un peu de liquide ascitique dans la cavité péritonéale.

Les ganglions sont, dans toutes les régions, transformés en grosses masses caséeuses.

Foie. — Pâle, très gras ; poids : 1520 gr.

Pas de péri-hépatite.

Pas de tubercules volumineux sur les surfaces de sections, mais un grand nombre de tubercules péri-biliaires disséminés ; pas de cavernes biliaires.

Au niveau du hile, ganglions caséeux, peu volumineux ; l'un

d'eux est immédiatement accolé au col de la vésicule biliaire; il en existe d'autres, mais plus petits, échelonnés le long du cholédoque.

L'ampoule de Vater paraît saine, ainsi que tout le duodénum.

Il est impossible de retrouver la terminaison du cholédoque qui est englobée avec la tête du pancréas dans une énorme masse de ganglions caséeux.

Examen histologique. — A porté sur plusieurs tubercules biliaires.

Tubercule I. — C'est un tubercule ramolli, cavernuleux, occupant un grand espace-porte. Sur une série de plusieurs coupes on dirait que deux canaux biliaires s'ouvrent dans ce tubercule. Mais en suivant la série, on voit la masse caséeuse, d'abord contiguë à la veine, diminuer peu à peu d'étendue, cesser d'être creusée d'une ébauche de cavité centrale, perdre un moment sa paroi fibreuse d'enkystement et paraître alors gagner le parenchyme ambiant en dégénérescence graisseuse, puis se réduire à un petit nodule fibro-caséeux autour duquel la gaîne glissonienne devient à nouveau des plus nettes. Plus bas encore la zone qu'occupait la masse caséeuse est remplacée par la lumière d'un gros canal biliaire atteint de catarrhe et de péri-angiocholite. D'où il suit que les deux canaux biliaires qui paraissaient communiquer avec ce tubercule, n'étaient en somme que des ramifications du canal principal de l'espace-porte envahi.

Tubercule II. — Rien de particulier.

Tubercule III. — Tubercule fibro-caséeux développé dans un espace-porte de calibre moyen, plutôt petit, qu'il comble complètement et dans lequel on peut voir de la manière la plus nette la veine thrombosée et entourée d'une gaîne caséeuse, littéralement bourrée de bacilles de Koch et englobant le canal biliaire et l'artère, tous deux en partie détruits par la dégénérescence caséeuse.

Tubercule IV. — Ici, l'artère est respectée ;elle reste en dehors de la masse caséeuse, dans la gaîne glissonienne. La veine, située en plein centre de la masse caséeuse, présente une lumière assez nette, contenant des cellules endothéliales desquamées et gonflées et des globules sanguins; tout près d'elle se voit le canal biliaire, dont la paroi propre est en dégénérescence caséeuse et dont l'épithélium est tombé.

De plus la gaîne glissonienne est détruite sur une assez grande étendue à son extrémité opposée à celle où passe l'artère; en ce point la masse caséeuse déborde et empiète sur le parenchyme ambiant, en dégénérescence graisseuse.

Tubercule V. — Des coupes pratiquées dans un cube de foie qui ne présentait pas de tubercules visibles à l'œil nu, montrent une dégénérescence graisseuse très accentuée avec un léger degré de cirrhose et un catarrhe assez intense des voies biliaires de gros calibre.

Examen bactériologique. — La bile recueillie au moment de l'autopsie était vert pâle, trouble, opaque. L'examen direct sur lamelles a montré deux bacilles de Koch évidents et une grande abondance de bacterium coli.

L'inoculation au cobaye a donné un résultat positif. Sur les coupes on peut colorer des bacilles de Koch, mais ils sont peu abondants. Aucun autre microbe, si ce n'est quelques rares bactéries, ressemblant au bacterium coli dans la lumière de quelques gros canaux biliaires.

3°. *Forme chronique généralisée.*

Observation XIII. — Examen histologique de cavernes biliaires provenant d'un foie apporté à l'Ecole Pratique, et ayant servi aux démonstrations du cours de M. le Dr Letulle. Il s'agissait d'un cas de tuberculose généralisée des voies biliaires.

Ce sont de grosses cavernes développées dans de gros espaces-portes et présentant les caractères de la description générale. Là encore il est facile de constater que deux d'entre elles qui paraissaient, sur toute une série de coupes, développées dans un même espace-porte, appartiennent en réalité à des ramifications de cet espace qu'on voit en effet s'éloigner de lui, si on continue la série des coupes.

Les gros canaux biliaires présentent des lésions manifestes d'angiocholite, mais on ne parvient à y colorer aucun microbe. Les gaînes glissoniennes des espaces correspondants sont très épaisses; l'épaississement semble surtout localisé autour de ces canaux biliaires, qui sont entourés d'une large zone de tissu fibreux disposé en couches concentriques.

Sur les espaces-portes de petit calibre on rencontre très souvent des follicules tuberculeux ayant manifestement pour centre de formation la veine thrombosée et englobant le canal biliaire dont l'épithélium reste intact.

Observation XIV. — Méningite tuberculeuse — Granulie, Cavernes biliaires.

Th... Siméon, 34 ans, forgeron, entre le 29 septembre 1894 dans le service de M. le Dr Brissaud, à l'hôpital Saint-Antoine. Il meurt le 1er octobre suivant.

Les renseignements font défaut ; on sait seulement que Th... était très grand buveur. Bien portant d'habitude, il était malade depuis quatre jours (délire, carphologie, fièvre). On fit le diagnostic de méningite tuberculeuse.

Autopsie. — Méningite tuberculeuse très manifeste ; granulations très nombreuses dans les deux poumons, sans cavernes ; rien au cœur, ni aux reins ; quelques granulations dans la rate.

Le péritoine pariétal et le viscéral sont couverts d'un abondant semis de tubercules des dimensions d'une grosse lentille.

L'intestin ne présente pas d'ulcérations mais est remarquable par une saillie très prononcée des follicules clos et par une hypérémie très accentuée de la muqueuse.

Le **foie** présente un nombre considérable de tubercules biliaires de volume variable et de cavernes biliaires variant du volume d'un grain de chènevis à celui d'une noisette.

Examen histologique. — Les coupes de ces cavernes ne présentent aucune particularité. Les séries pratiquées sur l'une d'entre elles sont démonstratives ; en effet, ce n'est qu'après avoir débité presque entièrement le morceau conservé, qu'on arrive au fond, en pleine matière caséeuse, après avoir dépassé la cavité centrale, sur la veine thrombosée, dirigée obliquement et presque contiguë au canal biliaire atteint de catarrhe ; la gaîne glissonienne est épaissie, en partie détruite par la dégénérescence caséeuse et abondamment infiltrée d'éléments embryonnaires.

En outre sur des coupes faites au hasard on trouve de nombreux tubercules fibro-caséeux siégeant dans de petits espaces-portes et englobant de toutes parts le canal biliaire, voisin de la veine thrombosée.

De plus, dégénérescence graisseuse peu accentuée ; très légères bandes de tissu conjonctif jeune prolongeant les espaces-portes et présentant de-ci de-là quelques groupes de néo-canalicules biliaires.

Examen bactériologique. — La bile n'a pas été examinée, mon collègue Halipré, interne du service, m'ayant remis seulement quelques morceaux de ce foie. Sur les coupes j'ai pu colorer quelques bacilles de Koch dans les cavernes et les tubercules : je n'ai trouvé aucun autre microbe.

Observation XV. — Phtisie galopante. — Tuberculose généralisée. — Cavernes biliaires.

Kr.... Jean, 25 ans, pâtissier, entre le 27 avril 1894, salle Marjolin, dans le service de M. le Dr Gaucher, à l'hôpital Saint-Antoine.

Dans les antécédents on trouve des bronchites fréquentes, la coqueluche dans l'enfance, *la jaunisse* deux ans avant l'entrée du malade, des excès de boissons, une hérédité tuberculeuse incontestable.

Le début de la maladie remonterait à quelques mois seulement; cependant on trouve des cavernes aux deux sommets; la marche de l'affection aurait été très rapide.

Dans le service l'évolution suit une marche extrêmement rapide; dans les derniers jours, anasarque généralisée avec albuminurie puis anurie : mort par urémie, le 23 mai 1894.

Autopsie. — Tuberculose ulcéreuse; cavernes aux deux sommets; infiltration totale.

Pas de méningite tuberculeuse.

Reins gras et blancs présentant à la surface un grand nombre de granulations tuberculeuses.

Quelques granulations dans la rate qui présente en outre trois petits infarctus récents.

Ulcérations intestinales du cæcum et de la fin de l'iléon.

Caséification des ganglions mésentériques. — Gros ganglions caséeux au hile du foie et autour du cholédoque.

Foie. — Pâle, un peu gros; surface lisse, marbrée d'ilôts blanc-grisâtres nettement circonscrits. Pas de péri-hépatite.

Sur les surfaces de sections on rencontre toujours un nombre assez considérable de cavernes biliaires variant du volume d'un grain de chénevis à celui d'un haricot; de-ci de-là on trouve de petits tubercules à centre jaunâtre ou vert, et quelques granulations qui ne semblent pas être en rapport avec les voies biliaires.

Les voies biliaires extra-hépatiques sont saines.

Examen histologique. — Sur les coupes des morceaux qui ne contenaient pas de tubercules biliaires on trouve toujours un nombre plus ou moins grand de granulations tuberculeuses sans siège précis. Dans quelques petits espaces-portes il existe des nodules d'infiltrations embryonnaires paraissant avoir la veine pour centre et englobant le canal biliaire.

Les coupes des cavernes ne montrent aucune particularité, si ce n'est qu'autour d'elle il existe une zone très large, beaucoup plus développée que dans aucune de mes autres observations, de néo-canalicules biliaires formant de véritables bouquets et méritant véritablement le nom d'adénômes biliaires.

Sur un des morceaux on peut constater de la manière la plus nette toutes les lésions progressives de l'espace-porte; ce morceau contenait en plein centre, en effet, une petite caverne dont la présence n'avait pas été soupçonnée. Coupé en série dans toute son épaisseur, il a fourni l'occasion de contrôler les détails exposés dans la description générale.

En outre il existe dans ce foie un assez grand nombre de foyers de nécrose de coagulation et quelques nodules d'hyperplasie nodulaire.

Pas de dégénérescence graisseuse. Pas de cirrhose. Pas de lésions appréciables des voies biliaires en dehors des tubercules et cavernes.

Examen bactériologique. — La bile n'a été ni examinée ni inoculée. (Ce n'est qu'après avoir fait des recherches purement histologiques à propos de cette observation, que j'ai entrepris l'étude expérimentale de la tuberculose des voies biliaires).

Sur les coupes les bacilles étaient constants, mais extrêmement rares et se rencontraient surtout dans les parties caséeuses des cavernes et des tubercules.

De plus les voies sanguines (veines et capillaires) contenaient des amas de staphylocoques, formant par places de véritables bouchons dans la lumière des gros troncs; mais ces microbes n'existaient ni dans les voies biliaires ni dans le centre des cavernes. Nulle part il n'existait dans le foie de foyers de suppuration, même histologiques.

Il est donc probable que ces staphycoloques ont remonté de l'intestin dans le foie par les voies veineuses après la mort et que leur présence ne joue aucun rôle dans la pathogénie des cavernes.

Observation XVI. — Méningite tuberculeuse aiguë chez un enfant de 7 ans. — Tuberculose des voies biliaires.

R... Fernand, âgé de 7 ans, entre le 17 juillet 1895 dans le service de M. le Dr Netter, à l'hôpital Trousseau, où il meurt le surlendemain matin.

Rien de particulier dans les antécédents.

Le début de la maladie remonte à huit jours (céphalée, vomissements, constipation).

Mort dans le coma.

Autopsie. — Granulie généralisée; méningite classique; poumons, rate, péritoine, farcis de granulations tuberculeuses; l'intestin n'a pas été ouvert. L'état des ganglions mésentériques n'a pas été examiné.

Le **foie** m'est remis en entier avec la vésicule biliaire. Il est gros, très brun, présente à sa surface un nombre assez grand de granulations tuberculeuses de volume variable. Au niveau du hile et autour du col de la vésicule on trouve une chaîne de petits ganglions infiltrés de tubercules. La vésicule biliaire et la partie conservée des voies d'excrétion paraissent saines.

Sur les surfaces de sections du foie on rencontre un grand nombre de cavernes biliaires remplies d'un liquide puriforme fortement coloré en jaune ou en vert par la bile. Ces cavernes varient du volume d'un petit pois à celui d'une amande. A côté d'elles il existe un grand nombre de tubercules biliaires ramollis ou non, de grosseur très variable. Quelques-uns offrent l'aspect d'une masse caséeuse traversée au centre par un canal biliaire.

En somme, cas typique de tuberculose des voies biliaires proprement dite.

Examen histologique. — Les coupes d'une caverne très volumineuse montrent d'abord une grande cavité en partie comblée par des détritus de toutes sortes (débris de matière caséeuse, cristaux de sels biliaires, leucocytes, cellules épithéliales) et complètement enkystée par une large bande de tissu conjonctif. A côté de cette grosse caverne, mais séparée d'elle par une mince bande de tissu hépatique aplati, les coupes montrent une masse caséeuse, ovalaire, complètement pleine, enkystée de la même manière et contiguë à un espace-porte de gros calibre dont un des canaux biliaires semble situé dans la gaîne fibreuse du tubercule.

Si l'on continue la série des coupes, on voit la grande caverne diminuer progressivement de volume; quand elle a complètement disparu on trouve à la place même qu'elle occupait un gros espace-porte dont la veine est thrombosée et dont les canaux biliaires sont entourés par de véritables bouquets de néo-canalicules rappelant l'aspect d'adénôme biliaire décrit par Pilliet. En même temps et progressivement aussi la masse caséeuse qui se trouvait contiguë à cette caverne sur la première coupe de la série, a augmenté peu à peu de volume et est devenue une véritable caverne presque aussi volumineuse que l'était la première; à ce moment elle a complètement englobé tout l'espace-porte qui lui était adjacent et dont on ne peut plus distinguer les éléments.

En continuant la série on voit cet espace-porte apparaître à nouveau tandis que la caverne disparaît progressivement. L'espace-porte présente alors des lésions manifestes de catarrhe des grosses voies biliaires et de la thrombose de la veine.

En même temps que ces modifications apparaissent au siège de la seconde caverne, une nouvelle caverne commence à apparaître dans l'espace-porte qui marquait la place de la première grosse caverne; cet espace-porte finit par être complètement englobé dans cette nouvelle caverne; il reparaît en aval d'elle.

Les coupes des trois autres cavernes ne montrent rien de particulier, si ce n'est que l'une d'elles qui paraît divisée en deux segments par un tractus fibro-caséeux correspond précisément à la bifurcation d'un gros espace-porte, ainsi que permettent de le reconnaître les coupes en séries.

Les coupes faites au niveau des tubercules biliaires visibles à l'œil nu et non cavitaires ne montrent aucune particularité sortant de la description générale.

En outre, sur toutes les coupes on constate la présence de nombreuses granulations péri-biliaires développées dans les petits espaces de Kiernan et répondant au type général.

Le parenchyme ne présente pas de grosses lésions en dehors des tubercules; pas de cirrhose, pas d'angiocholite.

Examen bactériologique. — La bile, recueillie dans la vésicule et examinée sur lamelles, n'a montré aucun microbe ; ensemencée sur gélose simple elle a donné une culture pure de bacterium coli.

Le contenu du centre d'une grosse caverne examiné directement sur lamelles a montré trois bacilles de Koch parfaitement nets, un très petit nombre de bâtonnets courts et trapus rappelant l'aspect du bacterium coli et un grand nombre de grosses cellules à noyau bien coloré et ressemblant à des cellules d'épithélium biliaire ; pas de leucocytes. La bile de la vésicule, inoculée à un cobaye, a donné un résultat positif.

Sur les coupes le bacille de Koch a pu être coloré dans presque toutes les cavernes et tous les tubercules, mais toujours en très petite quantité. Il se rencontrait surtout dans la zone caséeuse limitant la cavité centrale et presque jamais dans les cellules géantes de la paroi.

Dans la cavité des grosses cavernes et dans la lumière de quelques gros canaux biliaires quelques bactéries, ressemblant au bacterium coli, ont pu être colorées ; mais elles étaient extrêmement peu nombreuses et disséminées, et ne se trouvaient jamais en dehors des parois, si bien qu'il est probable qu'elles étaient venues là après la mort en remontant de l'intestin dans les voies biliaires.

En résumé, ce qui paraît dominer dans cette observation c'est la phlébite et la tendance à la thrombose portale, ainsi que le catarrhe des grosses voies biliaires des espaces envahis par la tuberculose.

Je n'ai rapporté que les observations dont les pièces ont été examinées complètement. J'ai laissé de côté un grand nombre de cas rencontrés par hasard à l'amphithéâtre et dont la provenance m'était inconnue. J'ai de même volontairement abandonné plusieurs observations que j'avais recueillies à l'hôpital des Enfants-Malades dans le service de mon regretté maître le docteur Ollivier ; à ce moment la tuberculose des voies biliaires avait déjà attiré mon attention ;

mais ces examens, n'ayant pas été faits en vue d'un but spécial, sont trop incomplets pour servir de documents à ce travail.

Je dirai simplement que ces diverses observations confirment, d'une façon générale, les résultats que j'ai obtenus par l'examen méthodique et complet de celles que je viens de relater en détail.

DEUXIÈME PARTIE

RECHERCHES EXPÉRIMENTALES ENTREPRISES EN VUE D'ÉLUCIDER LA PATHOGÉNIE DE LA TUBERCULOSE DES VOIES BILIAIRES

DEUXIÈME PARTIE

RECHERCHES EXPÉRIMENTALES ENTREPRISES EN VUE D'ÉLUCIDER LA PATHOGÉNIE DE LA TUBERCULOSE DES VOIES BILIAIRES

1°. La Bile et le Bacille de Koch.

Il est impossible d'entreprendre des tentatives de reproduction expérimentale de la tuberculose des voies biliaires sans être naturellement conduit à des recherches parallèles sur les rapports du bacille de Koch et de la bile.

Comment la bile et le bacille de Koch se comportent-ils l'un vis-à-vis de l'autre? Le bacille de Koch peut-il vivre dans la bile? Ses caractères biologiques sont-ils modifiés par un séjour plus ou moins prolongé dans ce milieu ?

Tels sont les points principaux de la question qu'il m'a paru utile et intéressant d'élucider au début de cette étude expérimentale.

Le fait rapporté par MM. Hanot et Létienne (1) tendait

(1) Hanot et Létienne.— Note sur la bile cystique des tuberculeux.— (Congrès de la Tuberculose, 1891).

déjà à montrer que le bacille de Koch peut être coloré dans la bile des tuberculeux, seul ou associé à d'autres microbes. Mais ce fait est muet sur les modifications biologiques qu'a pu subir le bacille.

Pour élucider cette question il importait donc d'instituer une série de recherches et d'expériences spéciales. J'ai cherché à remplir ce but en adoptant le procédé suivant :

1° J'ai examiné systématiquement la bile de tous mes sujets (hommes et animaux) au triple point de vue de la coloration, de la culture et de la virulence du bacille.

C'était là utiliser des matériaux directement placés sous ma main et dont l'ensemble devait me fournir des résultats suffisamment probants.

2° Cependant j'ai cru qu'il serait intéressant de donner a ces recherches le contrôle d'expériences méthodiques, en quelque sorte théoriques. A cet effet, j'ai cherché à obtenir des cultures artificielles de bacilles de Koch sur bile humaine, pour répéter avec ces cultures la série des recherches faites sur les biles de mes sujets, qu'on pourrait, par opposition, comparer à des cultures naturelles de bacilles de Koch dans la bile.

Détail des Recherches entreprises.

A. *Coloration du bacille de Koch dans la bile et le foie.*

Certains auteurs, frappés de la difficulté qu'on éprouve souvent à colorer quelques très rares bacilles de Koch sur des coupes de foie littéralement farcies de tubercules, pensèrent trouver l'explication de ce fait dans une sorte d'imprégnation du bacille par les substances biliaires, imprégnation qui rendrait le bacille en quelque sorte réfractaire à l'absorption des matières colorantes usuelles. MM. Brissaud et Toupet (1) cherchèrent la démonstration de cette hypothèse dans une expérience des plus simples : dans un tube à essai ils introduisirent de la bile et des crachats de tuberculeux dans lesquels l'examen préalable avait montré la présence de nombreux bacilles ; après 48 heures de séjour, ces auteurs ne parvinrent plus à colorer le bacille sur des prises faites dans ce tube et étalées sur lamelles. Pour ma part, j'ai fait les mêmes constatations relativement à la rareté des bacilles de Koch dans les tubercules du foie de l'homme. Cependant, dans bon nombre de cas, j'ai pu colorer des bacilles en nombre infini ; je crois qu'il en est du foie comme des autres organes ; le bacille est rare dans les tubercules anciens, il existe presque toujours, en plus ou moins grande abondance, dans les lésions récentes. D'ailleurs, dans les tuberculoses hépatiques expérimentales, le bacille se colore très facilement et cela dans toutes les espèces sur lesquelles j'ai expérimenté. Je pense donc que si on trouve peu ou point de bacilles dans un cas donné, c'est qu'il n'y en a que peu ou point et je crois qu'il ne faut pas incriminer la bile dont l'action me paraît indifférente à cet égard. En effet, j'ai repris l'expérience de MM. Brissaud et Toupet de la façon suivante :

Dans un tube à essai stérilisé, j'ai introduit de la bile recueillie dans la vésicule d'un sujet tuberculeux aussitôt après la mort et diluée dans une quantité égale de bouillon ;

(1) Brissaud et Toupet. — Sur la Tuberculose dn Foie. — (Etudes expérimentales et cliniques sur la Tuberculose, publiées sous la direction du professeur Verneuil. — Tome I, 1887).

puis, j'y ai déposé quelques grains d'une culture de bacilles de Koch en pleine évolution ; tous les jours, pendant une semaine, j'ai fait des prises dans ce tube et suis toujours parvenu à colorer les bacilles aussi facilement et par les mêmes procédés qu'avant leur introduction dans la bile. De temps en temps, j'ai fait, à intervalles plus ou moins éloignés, de nouvelles prises et de nouvelles colorations. Après un séjour de trois mois dans la bile, les bacilles se coloraient aussi facilement que le premier jour.

D'ailleurs, dans plusieurs de mes observations, soit chez l'homme, soit chez les animaux, j'ai pu colorer des bacilles dans la bile, ainsi que MM. Hanot et Létienne.

Je dois dire cependant qu'en pareil cas les bacilles, toujours très rares, m'ont paru colorés plutôt en brun-marron qu'en rouge par le réactif de Ziehl. Si la bile exerce une influence modificatrice sur la réaction du bacille de Koch vis-à-vis des matières colorantes usuelles, cette action se réduit à une simple différence d'aspect ; elle modifie peut-être la couleur, mais n'empêche pas la coloration.

Technique à suivre pour la coloration du bacille de Koch dans la bile. — Si l'on veut faire des préparations du bacille de Koch dans la bile, il importe de ne jamais fixer la matière étalée par la chaleur, mais toujours par un mélange à parties égales d'alcool absolu et d'éther. On évite ainsi la coagulation du mucus ; les pigments biliaires sont de plus écartés presque complètement ; il suffit pour cela de pousser le lavage à l'alcool-éther jusqu'à décoloration complète de la bile étalée.

On peut ensuite employer pour la coloration une méthode quelconque ; toutes donnent les mêmes résultats.

Il est exceptionnel de voir des bacilles dans les préparations de bile ; il ne faut pas pour cela incriminer la bile ; les bacilles sont rares ; ils passent inaperçus ; il en est de la bile comme de l'urine et des autres liquides ; la recherche du bacille de Koch doit être faite à l'aide de l'inoculation au cobaye.

Quant à la coloration du bacille dans les coupes de foie, elle ne nécessite aucune technique spéciale. Je dirai seulement que j'ai employé de préférence la méthode de Borel (décoloration par la chlorhydrate d'aniline à 2 0/0) qui a l'avantage de donner de belles préparations histologiques ; dans le cas où je voulais seulement rechercher le bacille j'ai eu recours au procédé de Lustgarten ou de Letulle (décoloration par la permanganate de potasse et l'acide sulfureux).

De tout ce qui précède résulte la conclusion suivante :

Le bacille peut être coloré dans la bile aussi bien et par les mêmes méthodes que dans les autres milieux.

Si les bacilles sont le plus souvent rares sur les coupes de foies tuberculeux humains, cela ne tient pas à une action spéciale de la bile, mais bien plutôt, soit à l'ancienneté des lésions, soit à la vivacité du processus phagocytaire dans les jeunes lésions.

En d'autres termes et en résumé, la bile n'exerce aucune action modificatrice sur les caractères ordinaires de coloration du bacille de Koch.

B. *Culture du bacille de Koch dans la bile.*

Ensemencements des biles de mes sujets (hommes et animaux). — Ainsi que j'ai eu l'occasion de le dire, j'ai négligé volontairement la recherche des autres microbes que le bacille de Koch dans les biles provenant de mes observations cliniques, et cela en raison de l'heure tardive des autopsies et de l'infection biliaire post-mortem par les microbes de l'intestin.

Cependant, dans tous les cas où j'ai pu recueillir la bile, je l'ai toujours ensemencée sur pomme de terre glycérinée dans l'espoir d'obtenir des cultures de bacilles de Koch.

J'ai ainsi ensemencé *six biles humaines :* cinq fois (Obs. III, IV, XI, XII, XVI) mes cultures ont été rapidement envahies par le bacterium coli ou le staphylocoque blanc ou les deux à la fois ; une seule fois (Obs. II), j'ai obtenu une culture pure de bacilles de Koch. La première colonie de cette culture est apparue au bout de 30 jours ; la culture a poussé très lentement ; elle est toujours demeurée très pauvre ; les grains, d'abord rouge-brique, ont pâli peu à peu et sont devenus blancs au bout de trois semaines.

Les biles de mes animaux étaient ensemencées aussitôt après la mort sur différents milieux ; or, la plupart de mes animaux étaient sacrifiés au début de l'agonie ; cependant, dans aucun cas, même quand je rencontrais des bacilles sur lamelles ou quand l'inoculation au cobaye était positive, je n'ai obtenu de culture de bacilles de Koch. J'explique ainsi ce résultat négatif : mes animaux peuvent être divisés, d'une façon très générale, en deux séries, ceux dont les voies biliaires avaient été traumatisées par ligature simple ou septique du cholédoque ou par injection de bacilles de Koch dans le cholédoque sans ligature, et ceux dont les voies biliaires n'avaient pas été touchées. Chez les premiers les cultures de bile ont toujours été envahies dès le début par des colonies des microbes de l'intestin ou des microbes injectés expérimentalement dans le cholédoque; chez les seconds la bile était stérile et ne contenait pas de bacilles de Koch. Cette explication trouvera d'ailleurs sa justification dans l'exposé des résultats fournis par l'inoculation de ces biles.

Ce qui précède autorise les conclusions suivantes :

a) *Le bacille de Koch peut être cultivé dans la bile.* — L'Observation II suffit à le prouver. Ce cas, en effet, peut être comparé à un ensemencement de bacilles de Koch sur un milieu renfermant de la bile. J'ai, en effet, pour obtenir cette culture, étalé à la surface de la pomme de terre glycérinée et fait pénétrer par dilacération dans les grains de celle-ci une abondante couche de bile, dans laquelle a poussé et continué à vivre le bacille qu'elle contenait.

b) Il est inutile d'avoir recours au procédé des cultures pour la simple recherche du bacille de Koch dans une bile donnée, car les résultats sont pour ainsi dire constamment négatifs (heure tardive de l'autopsie chez l'homme, infection biliaire concomitante chez les animaux dont les voies biliaires ont été traumatisées).

C. *Conservation de la Virulence du Bacille de Koch dans la bile.*

Déterminer le degré de virulence exacte d'une culture donnée de bacilles de Koch est chose fort difficile sinon impossible en pratique.

D'ailleurs, pour le but que je me proposais, il suffisait d'une approximation; il m'a paru peu important, en effet, dans le cas particulier, de savoir si la virulence du bacille était modifiée dans un sens quelconque par un séjour plus ou moins prolongé dans la bile; j'ai pensé qu'il suffirait de chercher si le bacille restait virulent, à un degré quelconque.

A cet effet, j'ai eu recours à la pratique des inoculations. Dans tous les cas, tant chez l'homme que chez les animaux, où la bile a pu être recueillie et examinée par moi, je l'ai toujours inoculée, même si j'avais préalablement rencontré des bacilles sur les préparations immédiates sur lamelles.

Technique suivie. — La bile était recueillie aseptiquement en deux pipettes, dans la vésicule biliaire, dès le début de l'autopsie. L'une de ces pipettes devait servir aux préparations sur lamelles et aux ensemencements ; l'autre était réservée pour les inoculations.

L'animal-réactif était le cobaye ; un seul cobaye était inoculé pour chaque bile ; l'inoculation était faite dans le péritoine, toujours du côté gauche et en un point toujours le même autant que possible. Cette dernière précaution avait pour but de faciliter au moment de l'autopsie la recherche des lésions au point d'inoculation.

Mes trois premières inoculations furent faites avec la bile pure, telle qu'elle avait été recueillie dans la pipette. Dans ces trois cas je fus chaque fois gêné par l'état visqueux de la bile que le piston de la seringue ne parvenait pas à chasser par l'étroite lumière de l'aiguille. J'ai donc, dans les inoculations suivantes, modifié ainsi ma technique : dans un tube à essai stérilisé je faisais couler la bile en cassant la pipette immédiatement au-dessus de l'effilure, puis j'ajoutai quelques gouttes de bouillon stérilisé (en général un volume égal à celui de la bile) ; ensuite, j'agitai le mélange de façon à obtenir une dilution aussi homogène que possible. Il ne restait plus qu'à verser dans une capsule de porcelaine stérilisée ce mélange, et à l'aspirer dans la seringue préalablement stérilisée. La seringue dont je me suis servi est celle de Straus-Collin ; je la remplissais complètement ; c'est dire que dans chaque cas j'ai injecté dans la cavité péritonéale de mes cobayes-réactifs 1^{cc} d'un mélange à parties égales de bouillon et de la bile à examiner.

J'ai choisi l'inoculation intra-péritonéale de préférence à l'inoculation sous-cutanée, car il me semble que ce procédé met beaucoup plus à l'abri des causes d'erreur. En effet, dans les premiers jours qui suivent une inoculation sous-cutanée, il n'est pas rare de voir apparaître une petite ulcération ou se former une eschare qui peut être le point de départ d'une tuberculisation en quelque sorte spontanée, l'animal pouvant s'infecter par là dans la cage. Au contraire l'inoculation intra-péritonéale ne présente pas cet inconvénient ; elle est tout aussi probante, car dans tous mes cas positifs j'ai toujours trouvé une grosse masse tuberculeuse sur le péritoine au point d'inoculation. Je dirai même dès maintenant que je n'ai considéré comme positifs que les cas où cette lésion du point d'inoculation existait. Dans quelques cas, en effet, cette lésion faisait défaut ; l'animal présentait pourtant quelques tubercules disséminés un peu partout, notamment dans le foie et dans la rate ; mais, comme il existait en même temps une tuberculose pulmonaire assez accentuée, on était en droit de conclure à la tuberculisation par inhalation dans la cage. J'ai considéré ces cas comme négatifs ou comme douteux.

Résultats de ces inoculations.

A. Biles humaines. — Dans 5 cas seulement de tuberculose des voies biliaires j'ai pu inoculer la bile recueillie dans la vésicule.

Sur ces 5 cas, 2 sont des cas de tuberculose généralisée des voies biliaires (Obs. XII et XVI); les 3 autres sont des cas de tuberculose discrète (Obs. III et IV) ou disséminée (Obs. XI) des voies biliaires.

Dans les 2 cas de tuberculose généralisée des voies biliaires, l'inoculation de la bile au cobaye a donné un résultat positif. (Cobayes B I et B II).

Dans le cas de tuberculose disséminée, le résultat a été négatif. (Cobaye B III).

Sur les 2 cas de tuberculose discrète il a été positif une fois (Obs. III), négatif l'autre fois (Obs. IV). (Cobayes B IV et B V).

En résumé, sur 5 inoculations de bile humaine, j'ai obtenu 3 résultats positifs et 2 négatifs. Encore, ces deux résultats négatifs pourraient-ils être considérés comme positifs si je n'avais adopté le principe de ne considérer comme tels que les cas où je trouvais un tubercule au point d'inoculation.

Quoi qu'il en soit, si à ces résultats j'ajoute le fait positif fourni par la culture de la bile de l'observation II, (laquelle n'a pas été inoculée), je trouve que sur 6 cas de tuberculose des voies biliaires, confluente ou discrète, 4 fois la bile contenait sûrement des bacilles de Koch ; que d'autre part sur ces 4 cas positifs 2 se rapportent à des formes discrètes (Obs. II et III), et 2 à des formes confluentes (Obs. XII et XVI). Or, ces deux cas de tuberculose confluente des voies biliaires sont les deux seuls où j'ai pu faire l'examen complet de la bile.

Parallèlement à ces recherches sur la présence du bacille de Koch dans la bile des sujets présentant des tubercules ou cavernes biliaires, j'ai inoculé au cobaye la bile de 4 sujets tuberculeux ne présentant pas de semblables lésions. Dans les 4 cas le résultat a été négatif.

On comprendra que, dans cette étude, je m'en tienne à cet exposé en quelque sorte statistique, et que je n'aborde pas la question de virulence. Il est en effet impossible de comparer ces cas entre eux ou avec d'autres, car les inconnues sont multiples (âge du cobaye inoculé, nombre et virulence des bacilles injectés, etc...) et la plus ou moins grande rapidité de la mort du cobaye-réactif ne saurait avoir aucune signification à cet égard, non plus que la plus ou moins grande généralisation de la tuberculose.

B. Biles de mes animaux. — On lira au chapitre suivant les différents modes d'inoculations que j'ai essayés dans le but de reproduire expérimentalement la tuberculose des voies biliaires. Pour éviter des répétitions, je me bornerai donc à énumérer ici, sans plus de détails, les résultats fournis par l'inoculation au cobaye-réactif de la bile de mes différentes séries d'animaux.

Biles de lapins et de cobayes inoculés dans la vésicule biliaire sans ligature du cholédoque.

Cobaye B VI.

Sacrifié 5 mois après avoir été inoculé avec la bile du lapin A I, il ne présente aucune lésion tuberculeuse. (Le lapin A I avait reçu dans la vésicule biliaire quelques gouttes d'un pus d'abcès froid, sans ligature du cholédoque ; il était mort au bout de six semaines sans présenter la moindre lésion tuberculeuse).

Cobaye B VII.

Sacrifié 5 mois après avoir été inoculé avec la bile du lapin A II, il ne présente aucune lésion tuberculeuse. (Le lapin A II inoculé dans les mêmes conditions que le lapin A I, avec une dilution en bouillon de grains d'une culture de bacilles de Koch, avait été sacrifié en pleine santé au bout de 2 mois 1/2 ; il ne présentait aucune lésion tuberculeuse).

Cobaye B VIII.

Sacrifié 5 mois après avoir été inoculé avec la bile du cobaye A IV, il ne présente aucune lésion tuberculeuse. (Le cobaye A IV, inoculé dans les mêmes conditions que le lapin A II, avait été sacrifié au bout de 6 semaines; il présentait une tuberculose généralisée; mais il n'y avait pas d'angiocholite tuberculeuse ; il est probable que l'infection tuberculeuse avait eu pour point de départ le péritoine).

2° *Biles de chiens tuberculisés par la voie veineuse sans traumatisme des voies biliaires.*

Cobaye B IX.

Inoculée le 13 mars 1895 dans le péritoine avec 1^cc^ de bile du chien n° X, met bas trois petits vivants le 26 avril, est sacrifiée le 7 août :
Autopsie *négative.*

Cobaye B X.

Inoculé dans le péritoine le 20 mars 1895 avec 1^cc^ de bile du chien n° XI, est sacrifié le 7 août :
Autopsie *négative.*

3° *Biles de chiens tuberculisés par la voie veineuse. avec traumatisme des voies biliaires.*

Cobaye B XI.

Inoculé dans le péritoine le 21 mars 1895 avec 1^cc^ de bile du chien n° XIX. (Ce chien avait reçu le 15 février 1^cc^ de bacilles de Koch en bouillon dans la veine saphène ; le 19 mars ligature aseptique du cholédoque ; le 20 mars éventration dans la soirée, mort dans la nuit).

Meurt le 28 mai. — Résultat *positif:* (masse caséeuse au point d'inoculation).

Cobaye B XII.

Inoculé dans le péritoine le 3 mai 1895 avec 1^{cc} de bile du chien n° XX. (Ce chien avait reçu le 13 avril $1/2^{cc}$ de bacilles de Koch en bouillon dans la veine saphène ; le 23 avril, ligature aseptique du cholédoque ; le 29 avril, légère éventration ; mort le 2 mai).

Est sacrifié le 7 août parce qu'il maigrissait et paraissait malade.

Autopsie *négative.*

Cobaye B XIII.

Inoculé dans le péritoine le 18 mai 1895 avec 1^{cc} de bile du chien n° XXI. (Ce chien avait subi le 26 avril la ligature aseptique du cholédoque ; le 9 mai, injection intra-veineuse de $2/3^{cc}$ d'une dilution concentrée de bacilles de Koch en bouillon ; mort le 18 mai en pleine rétention biliaire, avec amaigrissement considérable).

Est sacrifié le 7 août. — Autopsie *négative.*

Cobaye B XIV.

Inoculé dans le péritoine le 17 mai 1895 avec la bile du chien n° XXII. Une très faible quantité de bile a été inoculée ; cette bile était en effet prise en gelée et il n'a été possible d'en aspirer dans la pipette que quelques gouttes. (Ce chien avait reçu le 15 février une injection intra-veineuse de 1^{cc} de bacilles de Koch en bouillon ; le 22 février, ligature aseptique des voies biliaires ; le 16 mai, mort).

Est sacrifié le 23 août. — Résultat *positif* : abcès caséeux sur le péritoine au point d'inoculation, etc....

4° Biles de chiens tuberculisés par la voie cutanée avec ou sans traumatisme des voies biliaires.

Cobaye B XV.

Inoculé dans le péritoine avec $2/3^{cc}$ d'un mélange à parties égales de bacilles et de bile du chien n° XXIV, le 7 avril 1895. (Ce chien avait subi le 8 février la ligature aseptique du cholédoque ; le 15 février, injection sous la peau du jarret de 1cc de bacilles de Koch en bouillon; mort le 6 avril à minuit, sans lésion tuberculeuse autre qu'un chancre au point d'inoculation et quelques tubercules pulmonaires).

Est sacrifié le 17 août en pleine santé :

Autopsie *négative.*

Cobaye B XVI.

Inoculé dans le péritoine avec 1cc de bile du chien XVIII, il meurt le lendemain. (Ce chien XVIII avait été inoculé sous la peau ; sacrifié en pleine santé au bout de 6 mois, il ne présentait aucune lésion tuberculeuse en dehors du point d'inoculation).

Résultat à négliger.

5° Biles de chiens tuberculisés par injection intra-pleurale sans traumatisme des voies biliaires. (1)

Cobaye B XVII.

Inoculé le 5 avril 1895, dans le péritoine avec 1cc de bile du chien n° XV. (Ce chien avait été inoculé le 16 mars 1895 dans la plèvre gauche avec une dilution de bacilles de Koch ; sacrifié le 6 avril ; (à l'autopsie, le foie ne présentait aucun tubercule visible à l'œil nu, mais l'examen histologique montra sur les coupes de nombreuses granulations).

Sacrifié le 23 avril : Autopsie *négative.*

Cobaye B XVIII.

Inoculé le 17 mai 1895 dans le péritoine avec 2,3cc de bouillon contenant à peine 5 à 6 gouttes de bile du chien n° XVI. (Ce chien avait été inoculé le 5 avril 1895 dans les deux plèvres avec une dilution de bacilles de Koch ; sacrifié le 15 mai il présentait une pleurésie purulente tuberculeuse double ; le foie était farci de granulations tuberculeuses fines).

Sacrifié le 23 août. — Résultat *négatif.* (Il n'y a rien au point d'ino-

(1) Ces chiens appartiennent à mon excellent ami Péron : ils ont servi à ses recherches sur la reproduction expérimentale de la pleurésie.

culation ; cependant il existe un gros ganglion caséeux sous-hépatique et quatre ou cinq tubercules visibles à l'œil nu dans le foie. Mais les poumons sont farcis de tubercules ainsi que les ganglions du médiastin).

6° Bile d'un chien ayant reçu dans le sang un mélange de bacilles de Koch et de streptocoques. (1)

Cobaye B XIX.

Inoculé dans le péritoine le 23 juillet 1895 avec 1^{cc} de bile du chien n° XIII. (Ce chien avait été inoculé dans le sang le 29 juin 1895 avec un mélange de streptocoques et de bacilles de Koch ; il était mort le 22 juillet, à l'autopsie le foie présentait un certain nombre de tubercules).

Est sacrifié le 18 septembre. — Autopsie *négative.*

7° Biles de chiens tuberculisés par le système-porte avec ou sans traumatisme des voies biliaires.

Cobaye B XX

Inoculé dans le péritoine le 13 juillet 1895 avec 1^{cc} de bouillon contenant 3/4 de bile fraîche du chien n° XXIII (ce chien avait subi le 3 juillet la ligature aseptique de la branche droite du cholédoque et avait reçu en même temps 1^{cc} de bacilles de Koch en bouillon dans une grosse veine naissant de la 3e portion du duodénum ; mort le 13 juillet).

Meurt le surlendemain. Infiltration sanguinolente de tout le tissu cellulaire de la paroi antérieure de l'abdomen. Traces de bile à la surface des anses intestinales. Résultat *à négliger.*

Cobaye B XXI

Inoculé dans le péritoine avec la bile du chien n° XII. Cette bile était prise en gelée à tel point qu'il fut impossible d'en aspirer une seule goutte en pipette. Cependant cette bile était fraîche, l'animal ayant été

(1) Ce chien appartient à mon ami Péron.

sacrifié. Pour l'inoculer au cobaye, il fallut recourir à un procédé différent de celui que j'employais d'habitude : j'incisai la peau avec des ciseaux et enfonçai dans le péritoine un fil de platine chargé de bile. (Ce chien avait reçu dans une grosse veine naissant de la 3e portion du duodénum 1cc de bacilles de Koch en bouillon, le 3 juillet ; — sacrifié le 3 août au début de l'agonie).

Sacrifié le 8 septembre, parce qu'il a beaucoup maigri depuis 15 jours. Rien au point d'inoculation, si ce n'est quelques adhérences fibreuses qui doivent être expliquées par le mode d'inoculation. Quelques tubercules dans le foie ; une grosse masse caséeuse dans la rate. Rien aux poumons. Résultat *douteux*, mais *plutôt positif*.

8° *Biles de chiens tuberculisés par injection directe dans les voies biliaires.*

a) *Sans ligature du cholédoque.*

Cobaye B XXII

Inoculé dans le péritoine le 27 février 1895 avec 1cc de bile du chien n° V. (Ce chien avait reçu le 22 février dans la vésicule biliaire, sans ligature du cholédoque, 2/3cc de bacilles de Koch en bouillon ; le 25 février, éventration légère, le 27 février, mort).

— Est sacrifié le 10 juillet. — Autopsie *négative*.

Cobaye B XXIII

Inoculé dans le péritoine le 29 septembre 1895 avec 1cc de bile du chien n° VI. (Ce chien avait reçu le 5 avril 1895 dans le cholédoque, sans ligature, 1/3cc d'une culture de bacilles de Koch en bouillon glycériné et avait été sacrifié en bonne santé le 29 septembre 1895).

— Est sacrifié le 9 novembre 1895. — Résultat *négatif*.

b) *Avec infection des voies biliaires sans ligature du cholédoque.*

Cobaye B XXIV

Inoculé dans le péritoine le 8 octobre 1895 avec 1cc de bile du chien n° IX. (Ce chien avait reçu le 19 juillet 1895 dans le cholédoque, sans ligature, 1^{cc} d'un mélange à parties égales de bacterium coli et de bacilles de Koch en bouillon; sacrifié le 8 octobre 1895 il ne présentait aucune lésion tuberculeuse).

Est sacrifié le 9 novembre 1895. — Résultat *négatif.*

c) *avec ligature du cholédoque*

Cobaye B XXV

Inoculé dans le péritoine le 11 avril 1895 avec 1^{cc} de bile du chien n° VIII. (Ce chien avait subi le 5 avril la ligature aseptique de la branche droite du cholédoque et reçu en même temps dans le cholédoque 2/5^{cc} de bacilles de Koch en bouillon; — mort le 11 avril).

Met bas le 16 mai un petit qui vit encore.

Meurt le 30 juin. — Autopsie : résultat *positif.* (Je reviendrai au chapitre suivant sur les détails de l'autopsie : en effet, il y avait de l'angiocholite tuberculeuse; et j'ai fait figurer ce cas parmi les résultats expérimentaux).

Cobaye B XXVI

Inoculé dans le péritoine le 28 février 1895 avec 1^{cc} de bile du chien n° I. (Ce chien avait subi le 22 février la ligature du cholédoque et reçu en même temps dans le cholédoque 1^{cc} de bacilles de Koch en bouillon; — mort le 28 février).

Sacrifié le 9 avril parce qu'il a maigri de plus de 100$^{gr.}$ en huit jours et paraît sur le point de mourir.

Autopsie : résultat *positif* : grosse masse caséeuse au point d'inoculation, à la surface du péritoine.

Cobaye B XXVII

Inoculé dans le péritoine le 24 mars 1895 avec 1^{cc} de bile du chien n° II. (Ce chien avait été inoculé le 19 mars dans les mêmes conditions que le chien I; — éventration totale le 21 mars; mort le 23 mars dans la soirée).

Meurt le 5 juillet.

Autopsie : résultat *positif* : deux grosses masses caséeuses contiguës sur le péritoine au point d'inoculation (l'injection avait été poussée en deux temps, l'aiguille étant sortie par suite d'un mouvement de l'animal); ascite peu abondante, etc.

Cobaye B XXVIII

Inoculé dans le péritoine le 25 mars 1895 avec 1cc de bile du chien n° III. (Ce chien avait été inoculé le 19 mars dans les mêmes conditions que les chiens I et II; légère éventration le 24 mars; — mort le 25 mars).

Sacrifié le 10 juillet : résultat *négatif*, qui doit tenir à ce que, par inadvertance, le mélange de bile et de bouillon avait été aspiré dans la seringue encore chaude.

Cobaye B XXIX

Inoculé dans le péritoine le 6 août 1895 avec la bile du chien n° IV. Cette bile était prise en gelée à tel point qu'il fut impossible d'en aspirer une seule goutte en pipette. J'eus recours au même procédé que pour le cobaye B XXI (Ce chien avait été inoculé le 26 avril dans les mêmes conditions que les chiens I, II et III; — il survécut jusqu'au 5 août et mourut en pleine rétention biliaire).

Sacrifié le 8 septembre parce qu'il n'a pas augmenté de poids malgré son jeune âge et est manifestement très maigre. Résultat *positif* : grosse masse caséeuse au point d'inoculation sur le péritoine; à ce niveau, adhérences intimes de la peau au péritoine; tout autour de la masse principale, abondant semis de tubercules sur la séreuse.

De tous les résultats positifs, c'est avec le suivant, le plus accentué et en même temps le plus rapide comme évolution. Ce fait est important à mettre en relief, car dans ce cas les bacilles ont séjourné dans la bile du chien près de trois mois et demi, alors que dans tous les autres cas de cette série, le séjour n'a été que de quelques jours. Ce fait me paraît très démonstratif de la conservation de la virulence du bacille de Koch dans la bile.

Cobaye B XXX

Inoculé dans le péritoine le 29 septembre 1895 avec 1cc de bile du chien n° VII. — (Ce chien avait reçu, le 3 juillet 1895, 1cc de semence tuberculeuse dans la branche droite d'origine du cholédoque, laquelle avait été liée aussitôt après l'injection; il était mort le 28 sept. 1895).

Sacrifié le 9 novembre 1895, il présente une grosse masse caséeuse au point d'inoculation sur le péritoine, un semis de tubercules gros et petits tout autour sur la séreuse, de nombreux tubercules dans le foie et la rate.

Résultat *positif*, qui constitue avec le précédent (Cobaye XXIX) l'exemple le plus probant de la conservation de la virulence du bacille de Koch dans la bile.

De toute la série des inoculations dont l'exposé précède, une première conclusion se dégage. *Un séjour, même de plusieurs mois, dans la bile, ne fait pas perdre au bacille de Koch sa virulence.*

Ce premier point étant établi, je désire encore tirer des résultats qui précédent les principales données qui s'en dégagent, relativement aux conditions dans lesquelles le bacille de Koch peut passer dans la bile et les voies biliaires. En d'autres termes quand peut-on trouver le bacille de Koch dans la bile ?

En *pathologie humaine* je ne l'ai trouvé que dans les cas de tuberculose des voies biliaires. Les quatre cas dans lesquels j'ai fait l'examen de la bile, sans qu'il existât de tubercules biliaires, au moins macroscopiques, m'ont donné quatre résultats négatifs. Dans le cas de MM. Hanot et Létienne, il n'est pas dit s'il existait des tubercules biliaires dans le foie, mais il existait une tuberculose intestinale très prononcée.

En *pathologie expérimentale*, j'ai toujours retrouvé le bacille dans la bile quand l'inoculation avait été faite dans les voies biliaires elles-mêmes, sauf quand le cholédoque n'avait pas été lié en même temps.

La bile des lapins A I et A II, du cobaye A IV, et du chien V, inoculés dans la vésicule biliaire sans ligature du cholédoque, ne renfermait pas de bacilles. Cela tient à deux causes; d'une part, dans ce mode d'inoculation, dès que l'aiguille est retirée, la vésicule chasse son trop-plein par le trou qu'elle laisse; d'autre part si toute l'injection ne sort pas ainsi aussitôt, les bacilles qui restent sont expulsés rapidement avec la bile et passent dans l'intestin sans avoir le temps de se fixer sur les voies biliaires que leur intégrité met à l'abri de l'infection. J'en dirai autant de la bile des chiens VI et IX inoculés dans le cholédoque sans ligature.

En dehors de ces cas, le seul résultat négatif qui reste est celui du cobaye B XXVIII; il tient vraisemblablement, ainsi que je l'ai dit, à une faute de technique.

Dans tous les autres modes d'inoculation, le passage du bacille dans la bile et les voies biliaires est relativement rare et nécessite des conditions spéciales. Je trouve deux résultats positifs seulement sur douze inoculations, ceux des cobayes B XI et XIV; dans ces deux cas la bile provenait de chiens tuberculisés par injection intra-veineuse et ayant subi la ligature du cholédoque; dans le premier, le chien était mort quelques jours après l'opération; dans le second, il avait survécu trois mois et le foie présentait des lésions très accentuées des voies biliaires.

A côté de ces deux cas positifs je rappellerai, mais sans insister, car il peut être considéré comme douteux, le cas du cobaye B XXI inoculé avec la bile du chien XII, qui avait été tuberculisé par injection dans une branche d'origine de la veine-porte et n'avait subi aucun traumatisme des voies biliaires.

Ces données, ajoutées à celles qui découlent de la première

partie de ce travail (anatomie pathologique), permettent déjà d'entrevoir les conclusions pathogéniques auxquelles me conduira la dernière partie (tentatives de reproduction expérimentale).

Mais, avant de terminer ce chapitre d'étude expérimentale sur la bile et le bacille de Koch et d'en tirer les conclusions, il me reste à exposer rapidement les résultats des expériences de contrôle que j'ai entreprises.

Expériences de contrôle

A. *Coloration du bacille de Koch dans la bile.* — J'ai déjà mentionné plus haut l'expérience du tube à essai contenant de la bile et des grains de culture de bacilles de Koch, expérience qui m'a permis de reconnaître que le bacille de Koch peut être coloré dans la bile, même après un séjour très prolongé dans ce milieu. Je n'y reviendrai pas.

B. *Culture du bacille de Koch dans la bile.*—La bile qui a été utilisée dans ces expériences a été recueillie aussitôt après la mort dans la vésicule d'un sujet mort de mort violente (blessé d'un service de chirurgie) ; elle a été répartie en tubes de la façon suivante, *sans être filtrée* :

1. a) Trois tubes ont été remplis au quart avec de la bile pure.
   b) Trois tubes ont été remplis au quart avec un mélange de bile et de bouillon glycériné par parties égales.
2. c) Comparativement trois tubes ont été remplis au quart avec du bouillon glycériné.

Tous ces tubes ont été stérilisés à l'autoclave à 115° pendant 20 minutes. Puis ils ont été ensemencés avec des grains d'une culture de bacilles de Koch en pleine évolution. Le volume et le nombre des grains ensemencés dans chaque tube ont été aussi uniformes que possible.

Tous ces tubes ont donné des cultures-filles de bacilles de Koch; mais la culture a été moins rapide et moins riche pour les tubes de la 1re série que pour ceux de la 2e, et pour ceux de la 2e que pour ceux de la 3e, d'où il est permis de conclure que la bile ne constitue pas un milieu réfractaire au développement des bacilles de Koch.

C *Conservation de la virulence du bacille de Koch dans la bile.*— Pour des raisons déjà exposées, je n'ai pas tenté d'entreprendre une recherche sur les modifications en plus ou en moins de la virulence du bacille de Koch dans la bile, j'ai simplement recherché si la virulence persistait à un degré quelconque, même après un séjour prolongé. En effet, il faut toujours tenir compte de la quantité des germes inoculés, et cette donnée est d'une appréciation pratiquement impossible ; rechercher par une simple inoculation, sans pesée, si les cultures des tubes de bile pure étaient moins virulentes que celles des tubes de bile mélangée au bouillon, et si celles-ci étaient moins virulentes que celles des tubes de bouillon glycériné pur, m'a paru un non-sens.

J'ai donc simplement inoculé trois cobayes dans le péritoine avec 1^{cc} de chacun des trois tubes de bile pure.

Ces trois cobayes, sacrifiés au bout de six semaines, présentaient une grosse masse tuberculeuse au point d'inoculation sur le péritoine, et des tubercules dans le foie et la rate.

D'où il suit, avec la plus grande évidence, que le bacille de Koch ne perd pas sa virulence dans la bile.

Conclusions générales

1° *Le bacille de Koch peut vivre dans la bile ; un séjour, même très prolongé, dans ce milieu, ne modifie pas ses caractères biologiques, tout au moins de façon pratiquement appréciable.*

2° *Le bacille de Koch existe dans la bile dans les cas suivants :*

a) *Dans la majorité des cas, sinon dans tous les cas, de tuberculose des voies biliaires.*

b) *Quelquefois, mais plus rarement, dans les tuberculoses hépatiques sans tubercules biliaires macroscopiques. (résultats expérimentaux : cobaye B XI).*

2° Essais de Reproduction expérimentale

Deux hypothèses sont en présence ainsi que je l'ai dit au début de ce travail, pour expliquer la pathogénie de la tuberculose des voies biliaires :

1° La tuberculisation des voies biliaires se ferait de dedans en dehors, auquel cas la tuberculose des voies biliaires ne serait autre chose qu'une véritable infection biliaire ascendante à bacilles de Koch ;

2° La tuberculisation des canaux biliaires se ferait de dehors en dedans, auquel cas les tubercules et cavernes biliaires seraient analogues aux nodules péri-bronchiques et aux cavernes pulmonaires.

La première de ces hypothèses se présente de suite à l'esprit. *A priori*, elle est séduisante ; mais, à un examen réfléchi, elle paraît difficilement réalisable. En effet, d'une part le bacille de Koch n'est pas mobile ; d'autre part, l'absence de lésions tuberculeuses des grosses voies biliaires extra-hépatiques, l'intégrité longtemps persistante de l'épithélium des canaux biliaires en pleins tubercules biliaires, l'ensemble en un mot des données histologiques parlent dans le même sens que l'absence de mobilité du bacille de Koch ; ce sont là, il me semble, autant de raisons qui plaident contre l'infection ascendante des voies biliaires par le bacille de Koch venu de l'intestin. L'absence de mobilité du bacille de Koch ne serait pas, à elle seule, un argument suffisant cependant ; car on pourrait admettre que l'ascension de ce microbe serait favorisée par l'existence d'une infection biliaire concomitante et l'entrée en jeu d'un grand nombre de leucocytes migrateurs; mais les lésions d'angiocholite font pour ainsi dire défaut dans la majorité des cas et n'existent le plus souvent que sur une étendue très limitée des canaux biliaires dans les régions où se sont développés les tubercules ou les cavernes biliaires. L'infection biliaire ascendante à bacilles de Koch paraît donc une hypothèse purement gratuite et peu soutenable.

Mais si le bacille de Koch ne semble pas pouvoir remonter le courant des voies biliaires, peut-être pourrait-on admettre qu'il suit les voies lymphatiques et que la lésion primitive est une péri-angiocholite tuberculeuse ayant pour point de départ les lésions intestinales et l'envahissement consécutif du système ganglionnaire. A l'appui de cette hypothèse, qui prendrait un rang intermédiaire entre les deux grandes hypothèses énoncées plus haut, on pourrait invoquer les faits macroscopiques qui sont signalés dans presque toutes les observations (chaîne de ganglions le long du cholédoque); mais les constatations histologiques ne confirment pas cette interprétation.

Les recherches histologiques, au contraire, plaident en faveur de l'apport du bacille de Koch par la veine-porte et permettent de rapporter la lésion primitive du tubercule ou de la caverne biliaire à une thrombose tuberculeuse de la veine de l'espace correspondant. En d'autres termes, il semble bien que la seconde hypothèse soit l'expression de la vérité et que la tuberculisation des voies biliaires se fasse de dehors en dedans; et il est probable, en raison de la constance des ulcérations intestinales que la voie suivie par le bacille pour arriver au foie est le système-porte.

Mais, si cette hypothèse explique de façon satisfaisante la

pathogénie du tubercule ou de la caverne biliaire, si elle peut suffire à l'interprétation des cas où les lésions sont rares et discrètes, elle paraît insuffisante, à elle seule, pour expliquer les formes généralisées ou confluentes de la tuberculose des voies biliaires. Il semble qu'un élément surajouté doive intervenir en pareil cas et qu'on soit autorisé à admettre une vulnérabilité préalable des voies biliaires, créant en quelque sorte un point d'appel pour les localisations du bacille. Quant aux causes qui peuvent créer cette vulnérabilité des voies biliaires, on conçoit qu'elles peuvent être fort diverses et je n'ai pas la prétention de chercher à les déterminer. Le fait de la fréquence de cette forme de tuberculose hépatique chez l'enfant trouve peut-être sa raison dans l'état anatomo-physiologique de la glande en pleine période d'évolution formative ; cette hypothèse trouve un précieux appui dans le mode de développement du foie que l'embryologie permet de comparer à un épanouissement d'un bourgeon émané de l'épithélium intestinal et représenté par l'arbre biliaire. Chez l'adulte on peut admettre qu'une inflammation aiguë ou chronique des voies biliaires, de cause quelconque, joue le rôle de facteur prédisposant. La jaunisse relevée dans les antécédents de quelques sujets, l'abondante prolifération des néo-canalicules biliaires avec une cirrhose plus ou moins accentuée rappelant quelquefois le type des cirrhoses biliaires expérimentales consécutives à la ligature du cholédoque, parlent dans ce sens. Enfin il est permis de supposer que les modifications chimiques que présente parfois la bile des tuberculeux, et surtout les toxines qu'elle peut charrier, sont suffisantes à provoquer l'irritation des voies biliaires et à créer leur vulnérabilité.

Dans le but de contrôler les deux grandes hypothèses précédentes, et malgré les raisons qui plaident en faveur de l'une et contre l'autre, j'ai entrepris des tentatives de reproduction expérimentale, sans idée préconçue, et dans l'espoir de parvenir à élucider la pathogénie de la tuberculose des voies biliaires.

Trois grandes séries d'expériences ont été instituées :

1° Tuberculiser des animaux en injectant la semence directement dans les voies biliaires, avec ou sans ligature du cholédoque, dans le but de vérifier l'hypothèse d'une infection biliaire ascendante à bacilles de Koch.

2° Tuberculiser des animaux par une voie quelconque (circulation veineuse générale ou système-porte, voie lymphatique, peau), sans traumatiser les voies biliaires, dans le but de vérifier l'hypothèse de la tuberculisation de dehors en dedans sans le secours d'une vulnérabilité préalable ou concomitante des voies biliaires.

3° Tuberculiser des animaux par les mêmes voies en traumatisant les voies biliaires avant, pendant ou après, par ligature septique ou aseptique du cholédoque, dans le but de vérifier l'hypothèse de la nécessité d'une vulnérabilité spéciale des voies biliaires pour la production des formes généralisées.

Tel est le plan général que j'ai suivi. Dans quelques expériences, au lieu de lier le cholédoque, j'ai lié seulement l'une de ses branches d'origine, toujours la droite ; cette modification présente deux grands avantages : d'une part elle accorde une survie plus sûre et plus longue, la rétention biliaire n'étant pas complète ; d'autre part, elle fait de l'animal en expérience son propre témoin, le lobe dont le canal excréteur a été lié ayant l'autre ou les autres pour témoins.

Avant d'entrer dans le détail de ces expériences et de relater les résultats qu'elles m'ont donnés, j'exposerai la technique générale que j'ai suivie.

1° *Cultures employées.* — Pour toutes mes inoculations j'ai toujours employé des cultures provenant de la même source. J'ai opéré avec le bacille de la tuberculose humaine, concurremment avec mon excellent collègue et ami Péron, qui, de son côté, étudiait la reproduction expérimentale de la pleurésie. Nous avons obtenu notre culture-mère en ensemençant sur pomme de terre glycérinée des fragments du foie et de la rate d'un cobaye inoculé dans le péritoine avec quelques gouttes du pus d'un abcès froid.

Mes premières inoculations ont été faites en diluant et broyant extemporanément dans du bouillon stérilisé quelques grains de ces cultures.

Dans la suite nous avons répiqué ces cultures en bouillon glycériné dans lequel nous faisions des prises en pipettes pour nos inoculations.

J'ai inoculé des doses variables, suivant le poids de l'animal; mais, pour des raisons déjà données, je ne saurais dire exactement qu'elle était dans chaque cas la virulence de la semence injectée. Tout ce que je sais c'est que nos cultures étaient virulentes.

2° *Choix des animaux.* — J'ai d'abord expérimenté sur le cobaye et le lapin. (On verra plus loin le détail de ces premiers essais.) Mais les résultats ayant été infructueux ou peu démonstratifs, j'ai dans la suite abandonné ces animaux et me suis adressé au chien, qui m'a fourni des résultats plus satisfaisants. Le chien présente d'ailleurs deux avantages : tout d'abord il prend merveilleusement la tuberculose humaine; en second lieu, surtout si on n'opère que sur des animaux d'un poids égal au moins à 8 ou 10 kilos, les voies biliaires sont assez grosses pour être facilement explorées, et le manuel opératoire, assez délicat dans quelques-unes de mes expériences, se trouve par là-même beaucoup plus facile et beaucoup plus assuré.

3° *Procédé opératoire.* — Je tiens ici à remercier mon excellent collègue et ami Beaussenat qui a mis à ma disposition sa grande habileté chirurgicale. Si mes essais expérimentaux ont quelque signification, une part du succès lui revient et je désire la lui faire le plus large possible.

Tous mes animaux ont été opérés sous le chloroforme, un quart d'heure après avoir reçu une injection sous-cutanée de la solution suivante :

Chlorhydrate de morphine. . .	2gr
Atropine	0gr 20
Eau	200gr

à la dose de 1cc par 4 kilos de poids. Je n'ai pas perdu un seul animal sous le chloroforme; seule, une petite chienne est morte six heures après l'opération.

Le procédé opératoire consistait en une laparotomie médiane avec incision aussi petite que possible, faite avec les précautions de la plus rigoureuse asepsie. C'est en effet une erreur de croire et de répéter que le péritoine des chiens ne suppure pas; j'ai perdu mes premiers animaux faute d'asepsie. Je dis asepsie, car l'antisepsie est aussi dangereuse que l'insuffisance de propreté; quelques-uns de mes animaux (cobayes) ont succombé en quelques heures à un empoisonnement par l'acide phénique ou le sublimé; un chien a eu une stomatite avec salivation très abondante.

La recherche du cholédoque s'effectuait de la façon suivante : aussitôt l'incision faite, la graisse sous-péritonéale, quelquefois très abondante, réséquée et les pinces posées, le duodénum était saisi dès son origine et attiré au dehors, en bas et à droite par un aide; en suivant son bord avec attention, on apercevait assez facilement le cholédoque, qui était chargé. Quand le cholédoque devait être lié, la ligature était toujours faite au catgut résorbable, dans l'intention de ne déterminer qu'une rétention biliaire temporaire. Si une injection de culture devait être pratiquée en même temps, l'aiguille de la seringue était enfoncée dans la lumière du canal, l'injection fermée, et la ligature était faite ensuite un peu au-dessus de la piqûre pour éviter l'écoulement de la bile pendant la phase de rétention biliaire. Tel est le procédé général que j'ai toujours employé quand je voulais traumatiser les voies biliaires; dans quelques expériences, j'ai apporté des modifications que je décrirai à propos de chaque cas.

L'opération terminée, la plaie était fermée avec plusieurs plans de sutures et un pansement au collodion était fait. Mais plusieurs de mes chiens, au début, firent sauter les fils en se lèchant et s'éventrèrent.

Dans la suite je supprimai le collodion et le remplaçai par un pansement de corps complet. Je n'eus plus à regretter de semblables accidents.

4° *Soins consécutifs.* — L'animal était surveillé de près; les urines, les selles, les muqueuses, étaient examinées tous les jours pour suivre les progrès de l'ictère.

Le pansement était renouvelé de temps en temps et les fils enlevés le 8e ou le 10e jour. Il importe de ne pas laisser les fils trop longtemps, car ils coupent la peau, et sans avoir une éventration complète, l'animal présente alors un large trou béant qui met très longtemps à se fermer et est une porte ouverte pour l'infection.

La température était prise tous les jours matin et soir jusqu'à la mort.

L'animal était pesé tous les huit jours.

5° *Autopsie.* — Quand un animal donnait des signes de mort prochaine, je le sacrifiais pour avoir des pièces toutes fraîches. Sinon, l'autopsie était faite le plus tôt possible.

L'autopsie était faite complètement. La bile était recueillie aseptiquement dès le début dans deux pipettes introduites dans la vésicule biliaire, pour être examinée, ensemencée et inoculée.

Je m'assurai de la perméabilité ou de la non-perméabilité des voies biliaires en incisant le duodénum et en pressant sur le fond de la vésicule : la bile venait sourdre ou non au niveau de l'ampoule de Vater. En cas de doute, j'explorais à l'aide d'un stylet.

Les pièces recueillies pour l'examen histologique et bactériologique était toujours fixées, comme les morceaux de mes foies humains par la méthode suivante : sublimé acétique, 1 jour; alcool à 60°, 1 jour; alcool à 80°, 1 jour; alcool à 95°, 1 jour; alcool absolu, 1 jour; toluène, 1 jour; toluène-paraffine, 1 jour. L'inclusion dans la paraffine était faite soit à l'étuve, soit sous la trompe à eau.

Détail des Expériences

A. Tuberculisation directe des voies biliaires. — Essais de reproduction expérimentale de l'infection biliaire ascendante à bacilles de Koch.

Mes premières tentatives ont été pratiquées sur le lapin et le cobaye. J'ai inoculé 3 lapins et 4 cobayes. Ces inoculations ont été faites par le procédé suivant :

Laparotomie médiane, recherche de la vésicule biliaire, injection dans sa cavité de quelques gouttes de semence ; — pas de ligature du cholédoque. Ayant remarqué la première fois, qu'aussitôt l'aiguille retirée, la vésicule expulsait son trop-plein sous forme d'un jet qui sortait par le trou laissé par l'aiguille et se répandait dans la cavité péritonéale, je pensai remédier à cet inconvénient dans les inoculations suivantes en aspirant préalablement quelques gouttes de bile avant de pousser l'injection dans la vésicule. Mais le même accident survint.

Ce procédé que j'avais employé tout d'abord dans le but de rechercher si le bacille de Koch pourrait remonter le courant des voies biliaires sans la faveur d'une angiocholite déterminée par la ligature de cholédoque, me parut donc défectueux et je l'abandonnai dans la suite. En effet, l'infection tuberculeuse peut avoir pour point de départ le péritoine et l'interprétation des lésions devient alors impossible.

Voici d'ailleurs le résumé de ces expériences :

Lapin A I. — Poids : 2^{k} 150^{gr}.

Reçoit le 20 septembre 1894 dans la vésicule biliaire $1/2^{cc}$ de pus d'abcès froid en nature. (Ce pus est celui qui nous a servi à obtenir notre culture-mère de bacilles de Koch, après passage par le cobaye). Il meurt le 4 novembre 1894, très amaigri — (poids 1250gr).

L'autopsie ne révèle aucune lésion tuberculeuse macroscopique; l'examen histologique est également négatif sur ce point. La mort semble devoir être attribuée à la coccidiose du foie, de l'intestin et du péritoine.

La bile, inoculée au cobaye B VI, a donné un résultat négatif.

Lapin A II. — Poids : 2k 700gr.

Reçoit le 27 novembre 1894 dans la vésicule biliaire 1/3cc d'une dilution en bouillon de quelques grains d'une culture pure de tuberculose humaine, due à l'obligeance de M. Metchnikoff.

Le 27 décembre suivant, il ne réagit pas à une injection sous-cutanée de tuberculine.

Sacrifié le 10 février 1895, il pèse 2k 700.

Autopsie. — Adhérences et péri-hépatite fibreuse au niveau de la cicatrice. Vésicule biliaire libre et normale; voies biliaires perméables. Pas de ganglions sous-hépatiques ni mésentériques. Aucune lésion tuberculeuse macroscopique. Coccidiose du péritoine et du foie.

Examen histologique. — Négatif.

La bile, inoculée au cobaye B VII, a donné un résultat négatif.

Lapin A III. — Poids : 2k 750gr.

Reçoit le 27 novembre 1894 dans la vésicule biliaire, 1/3cc de la même dilution que le lapin A II.

Meurt le 26 juillet 1895.

Autopsie. — Négative au point de vue de la tuberculose.

Coccidiose péritonéale et hépatique.

La bile n'a pas été inoculée.

Cobayes A I, A II, A III

Reçoivent le 27 novembre 1894 dans la vésicule biliaire, 1/4cc de la même dilution que les lapins A II et A III.

Ils meurent quelques heures après sans qu'il soit possible de trouver d'autre cause qu'un empoisonnement par l'acide phénique employé en grands lavages pendant l'opération.

Cobaye A IV. — Poids : 530gr.

Inoculé en même temps et de la même façon que les trois précédents, il survit seul et continue à augmenter de poids en raison de son âge, mais s'amaigrit progressivement.

Sacrifié très malade le 12 février 1895.

Autopsie. — Gros ganglions caséeux dans la mésentère, au hile du foie, autour du cholédoque.

Voies biliaires perméables. Vésicule saine macroscopiquement. Quelques tubercules dans le foie ; mais aucun d'eux ne présente les caractères des tubercules biliaires.

Tubercules dans la rate ; tubercules sous-pleuraux et pulmonaires ; ganglions caséeux dans le médiastin.

Examen histologique. — Les tubercules hépatiques ne présentent aucun caractère spécial.

La bile, inoculée au cobaye B VIII, donne un résultat négatif.

En résumé. — L'infection tuberculeuse s'est faite par le péritoine grâce à l'évacuation du contenu de la vésicule aussitôt après l'injection de la semence dans sa cavité.

En présence de ces résultats infructueux, je me décidai à abandonner le lapin et le cobaye pour la suite de mes expériences. Le lapin est en effet trop souvent réfractaire à la tuberculose ; le cobaye est au contraire trop sensible. D'autre part, il me paraissait difficile d'expérimenter sur des animaux dont les voies biliaires sont si petites.

Pour ces diverses raisons, je m'adressai au chien.

a) 4 chiens ont été inoculés par injection de la semence dans la lumière du cholédoque, lié aussitôt après.

Chien I. — Poids : 6k 650gr.

Reçoit le 22 février 1895, dans le cholédoque, 1cc d'une dilution de bacilles de Koch en bouillon. Aussitôt après l'injection le cholédoque est lié au catgut un peu au-dessus de la piqûre. — La dilution inoculée a été faite avec des grains de notre culture-mère.

24 février. — Ictère, décoloration des selles, urines biliaires, vomissements.

27 février. — Persistance de l'ictère. État général bon; l'animal mange et se promène.

28 février on le trouve mort le matin à 6 heures. — Poids : 5k 400gr.

Autopsie. — Péritonite généralisée mais surtout marquée sur la face inférieure du foie où on trouve une assez grande quantité de liquide louche fortement coloré en jaune par la bile.

La ligature du cholédoque a lâché et la bile s'écoule par une fistulette qui s'est faite au point d'inoculation. Aucune autre lésion macroscopique.

Examen bactériologique.— Pus péritonéal: coli, staphylocoque blanc et streptocoque sur les différents milieux de culture.

Bile récueillie dans la vésicule. — Coli et streptocoque sur cultures; pas de bacilles de Koch sur lamelles ni sur cultures, mais résultat positif par inoculation au cobaye B XXVI.

Examen histologique. — Angiocholite et péri-angiocholite intenses des grosses voies biliaires, dont l'épithélium bourgeonne et prolifère, et dont la lumière est formée par des lambeaux de cellules desquamées et par d'abondants leucocytes. Au milieu de tous ces éléments on colore facilement le bacterium coli, des chaînettes de streptocoques et quelques rares bacilles de Koch de la plus grande netteté. Ces derniers sont presque toujours contenus dans les leucocytes qui encombrent la lumière des voies biliaires; quelques-unes siègent dans les nodules d'infiltration embryonnaire et leucocytique qui infiltrent la paroi de ces canaux.

Mais ces constatations histologiques et bactériologiques ne peuvent être faites que sur les très gros canaux biliaires : les lésions ne remontent pas très haut en effet; les petits espaces-portes sont sains et et l'on ne trouve dans le parenchyme aucune lésion, aucun centre de formation nodulaire.

En résumé, cette observation, quoique l'animal ait succombé trop tôt, est instructive à deux points de vue :

1° Elle montre que le bacille de Koch a remonté le courant des voies biliaires grâce à l'existence d'une infection biliaire concomitante, mais pas au-delà des canaux de premier ordre.

2° Elle montre que ce bacille a conservé sa virulence dans la bile (résultat positif de l'inoculation au cobaye).

Chien II. — Poids : 10k. 400.

Reçoit le 19 mars 1895 dans le cholédoque 1/4cc d'une dilution en bouillon très concentrée de bacilles de Koch, provenant de la culture-mère. Aussitôt après l'injection, le cholédoque est lié au catgut un peu au-dessus de la piqûre.

21 mars. — Le matin, il est trouvé éventré dans sa cage, léchant ses boyaux. Immédiatement l'épiploon hernié est réséqué, l'intestin rentré après lavage minutieux, et la plaie recousue.

Le soir état satisfaisant.

23 mars. — Teinte légèrement subictérique des conjonctives.

Etat général très mauvais ; suintement purulent par la plaie.

Mort le soir.

Autopsie. — Péritonite généralisée.

Foie. — Gros, congestionné, très brun.

Voies biliaires très distendues ; la ligature est complète.

Vésicule très dilatée, contient une bile épaisse, vert noirâtre, tenant en suspension des grumeaux jaunâtres.

Inoculée au cobaye B XXVII, cette bile a donné un résultat positif. Examinée sur lamelles, elle avait montré du coli en abondance et quelques rares bâtonnets allongés, brun-marron par le Ziehl et ressemblant de tous points au bacille de Koch.

Examen histologique. — Catarrhe, angiocholite et péri-angiocholite des grosses voies biliaires dans lesquelles on trouve de-ci de-là quelques rares bacilles de Koch. Dans la zone d'infiltration embryonnaire péri-angiocholitique on trouve de temps en temps un nodule leucocytique des plus nets.

Dans les petits espaces, les lésions des canaux biliaires sont à peine marquées ; mais on est frappé par la thrombose presque constante des veines-portes.

Le parenchyme ne présente pas de graves lésions ; congestion intense dans certains territoires, écartement des trabécules en certains points par des amas de leucocytes ; les coupes du cholédoque au-dessus de la ligature montrent une infiltration embryonnaire diffuse très prononcée de la paroi, sans formations nodulaires ni bacilles de Koch.

En résumé. — Cette observation comporte les mêmes enseignements que la précédente.

Chien III. — Poids : 12k. 700.

Reçoit le 19 mars 1895 dans le cholédoque 1/3cc de la même dilution que le chien II. Après l'injection le cholédoque est lié au catgut au-dessus de la piqûre.

21 mars. — Etat satisfaisant : selles blanches, urines biliaires, subictère.

23 mars. — Ictère franc. Plaie en bon état. Etat général bon.

24 mars. — Deux fils ont lâché dans la nuit à la partie supérieure de la plaie, et un bout d'intestin rouge et tuméfié fait hernie, il est rentré après lavage et la plaie est recousue. Mais les téguments sont en très mauvais état ; tous les fils ont coupé la peau. On fait un pansement humide compressif.

Le soir état très mauvais ; sueurs, refroidissements, vomissements.

25 mars. — Mort le matin vers 6 heures.

Autopsie.— Péritonite légère généralisée, surtout péri-hépatique.

Foie. — Gros, très congestionné, très brun ; sur les surfaces de section, dilatation très prononcée des voies biliaires et un grand nombre de petits nodules blanc-jaunâtre de la grosseur d'une tête d'épingle.

Voies biliaires extra-hépatiques : péritonite intense autour de la vésicule, qui est très distendue. Dilatation considérable du cholédoque et de ses branches d'origine au-dessus de la ligature qui est encore complète.

La bile examinée sur lamelles montre du coli en abondance, pas de bacilles de Koch. — Inoculée au cobaye B XXVIII, elle donne un résultat négatif.

Examen histologique. — Mêmes constatations que chez le chien II, Mais les lésions d'angiocholite s'étendent très haut, même dans les tout petits espaces, et le parenchyme est semé d'un grand nombre de petits foyers de suppuration qui correspondent aux nodules blanchâtres visibles à l'œil nu.

En résumé. — Cette observation fournit des résultats histologiques comparables aux précédents ; sur la conservation de la virulence du bacille de Koch dans la bile, elle est muette, mais nous avons vu au chapitre précédent que le résultat négatif de l'inoculation de la bile tenait vraisemblablement à une faute de technique.

Chien IV. — Poids $17^{k\cdot}400$.

Reçoit le 26 avril 1895 dans le cholédoque $1/3^{cc}$ d'une dilution très concentrée faite en broyant dans du bouillon stérilisé quelques grains d'une culture sur pomme de terre glycérinée, obtenue par réensencement d'un bouillon provenant de la culture-mère. — Après l'injection le cholédoque est lié au catgut un peu au-dessus de la piqûre.

27 avril. — Les urines prennent déjà une teinte acajou assez accusée et présentent la réaction de Gmelin.

29 avril. — Ictère franc, décoloration des selles.

7 mai. — Rétention biliaire encore complète ; bon état général ; plaie presque entièrement cicatrisée.

29 mai. — Amaigrissement notable (poids $13^{k\cdot}$) ; cependant l'état général s'améliore progressivement. L'obstruction biliaire est toujours complète ; les selles, blanches, sont quelques fois sanguinolentes.

25 juillet. — L'amaigrissement a été continuel et progressif ; mais l'appétit s'est conservé jusqu'à ces derniers jours. Depuis huit jours l'animal ne bouge plus, mange à peine, est devenu méchant.

5 août. — Mort. La rétention biliaire est restée complète jusqu'à la fin.

Autopsie. — Un peu de liquide séro-purulent dans la cavité péritonéale ; gâteaux caséeux épiploïques.

Les urines contenues dans la vessie présentent la réaction de Gmelin ; les matières contenues dans l'intestin sont blanches, argileuses et sanieuses.

Foie. — Plutôt petit, très dur, très brun. A sa surface quelques adhérences au niveau du fond de la vésicule et des parties voisines. Pas de tubercules à la surface, si ce n'est dans l'épaisseur de ces adhérences.

Comme dans toutes mes autopsies, le foie est enlevé avec le pylore et le duodénum de façon à permettre l'exploration des voies biliaires dans toute leur étendue.

Celles-ci sont englobées dans une grosse masse fibro-caséeuse de la grosseur d'une mandarine, qui rend toute dissection impossible. Après avoir incisé le duodénum, on s'assure en pressant sur la vésicule que la bile ne peut s'écouler dans l'intestin; celui-ci d'ailleurs, au niveau de l'ampoule de Vater, est absolument blanc et ne présente aucune trace de bile. Un fin stylet introduit par l'embouchure du cholédoque ne peut franchir le rétrécissement.

Une incision dans cette masse fibro-caséeuse donne accès dans une cavité anfractueuse, remplie d'une bile verdâtre, très sirupeuse, qui s'échappe à flots. Cette cavité représente vraisemblablement le cholédoque dilaté au-dessus de la ligature, car à ces deux extrémités on retrouve la lumière de ce canal. Cette poche s'étend du point où a porté la ligature jusque vers le col de la vésicule biliaire, englobant dans ses parois les canaux cystiques et hépatiques qu'on ne peut parvenir à disséquer. Les parois de cette poche sont constituées par une coque fibro-caséeuse qui semble formée aux dépens des parois altérées du cholédoque et des ganglions ambiants. Elle adhère aux parties voisines par des tractus fibreux très résistants.

La vésicule a un volume normal; la bile qu'elle contient est prise en une gelée compacte de couleur vert-pâle; sa muqueuse paraît veloutée et tomenteuse mais on n'y aperçoit pas de tubercules à l'œil nu.

Le foie montre sur les surfaces de sections un grand nombre de gros tubercules caséeux, plus ou moins ramollis, la plupart très jaunes et présentant une zone centrale verdâtre; d'autres, plus rares, sont complètement ramollis et représentent l'ébauche de petites cavernes biliaires. L'aspect biliaire de ces tubercules est bien mis en évidence après quelques heures de séjour dans le sublimé fixateur qui précipite la bile.

En résumé : Péri-angiocholite tuberculeuse typique.

Masse intestinale : Pas d'ulcérations ni de tubercules macroscopiques du côté de la muqueuse. — Caséification des ganglions mésentériques.

Rate : Pas de tubercules apparents.

Reins : Gros et blancs avec quelques gros ilôts caséeux corticaux et médullaires.

Poumons : Pas de gros tubercules. — Granulations miliaires abondantes (type de granulie terminale).

Pas de ganglions caséeux dans la médiastin.

Cœur : Pas de péricardite. — Sur les sigmoïdes aortiques, végétations dures, presque calcaires, ainsi que sur l'endocarde du ventricule gauche au niveau de la cloison interventriculaire. Ces végétations sont vraisemblablement des foyers d'athérome.

La bile recueillie difficilememt et en petite quantité, à cause de son état gélaténiforme, n'a pu être ensemencée ni examinée sur lamelles; inoculée au cobaye B XXIX elle a donné un résultat positif.

Examen histologique. Des coupes de la vésicule biliaire montrent une infiltration des couches profondes de la muqueuse par des amas d'éléments embryonnaires qui forment des ilôts disséminés d'où partent des prolongements qui fusent dans l'épaisseur des cloisons interglandulaires. De-ci de-là, on peut voir quelques bacilles de Koch dans ces nappes et dans ces fusées embryonnaires.

L'épithélium n'existe plus, sauf en quelques points où l'on aperçoit encore quelques cellules irrégulières, mal colorées et troubles. Dans les lambeaux d'épithélium desquamées qui flottent dans la cavité et sont agglutinés par des flocons muqueux, on aperçoit également quelques rares bacilles de Koch.

Des coupes du foie pratiquées au niveau des gros tubercules jaunes que l'examen macroscopique avait permis de reconnaître pour des foyers de péri-angiocholite tuberculeuse, montrent de grosses masses fibro-caséeuses, nettement enkystées, au sein desquelles on aperçoit les canaux biliaires dont l'épithélium est en place et presque intact, et qui restent entourés d'un manchon fibreux épais qui les isole de la matière tuberculeuse. Ces gros tubercules occupent évidemment des espaces-portes; on retrouve à leur périphérie la gaîne glissonienne; en un point se voit l'artère, légèrement enflammée; la veine présente des lésions beaucoup plus accentuées; elle est remplie par un caillot fibrino-cruorique qui l'oblitère complètement; ses parois sont indistinctes et se confondent en dehors avec les éléments embryonnaires qui l'entourent, et dont l'amas va se perdre peu à peu dans le centre caséeux des tubercules.

Les bacilles de Koch sont très rares dans ces tubercules.

Des coupes pratiquées au niveau de grands espaces-portes montrent des lésions très accentuées des canaux biliaires; l'épithélium est presque complètement tombé et la lumière est remplie par un bouchon muqueux qui englobe des lambeaux de cellules épithéliales et des cellules rondes; en d'autres points l'épithélium est resté en place, mais il prolifère, et les cellules, inégales, sont tassées sur deux ou trois rangées. Dans la lumière de ces gros canaux biliaires on peut apercevoir de-ci de-là quelques rares bacilles de Koch; on ne trouve pas de bacilles dans les cellules épithéliales ni à la périphérie de ces canaux qui sont entourés d'une gaîne fibreuse très dense.

Indépendamment de ces lésions, les coupes du foie montrent des lésions de cirrhose assez accentuées, caractérisées par des bandes fibreuses qui partent des espaces-portes et sectionnent le parenchyme sans aucune tendance systématique.

Dans les petits espaces-portes on constate souvent un degré plus ou moins marqué de péri-phlébite; le canal biliaire reste toujours comme isolé par sa gaîne fibreuse très épaissie, et son épithélium, toujours en place, présente seulement de place en place un degré léger de catarrhe.

Il n'existe pas d'autres localisations tuberculeuses que celles qui ont été décrites précédemment; en aucun point du parenchyme on ne trouve de follicules ni de tubercules microscopiques.

En résumé, cette observation montre que le bacille de Koch introduit dans les voies biliaires, avec ligature du cholédoque, peut remonter jusqu'à un certain point le courant de ces voies, mais qu'il ne dépasse pas les canaux de premier ordre.

Sur ce point, elle confirme les résultats des observations I, II, III.

De plus, elle montre la possibilité de lésions tuberculeuses des voies biliaires extra-hépatiques.

Enfin, elle montre que l'infection biliaire ascendante à bacilles de Koch ne paraît pas réalisable ; la persistance de l'épithélium des canaux biliaires englobés dans les gros tubercules permet d'affirmer que la tuberculisation ne s'est pas faite de dedans en dehors, et que la péri-angiocholite constatée reconnaît plutôt pour point de départ les lésions des voies biliaires extra-hépatiques ; c'est de là qu'est venu vraisemblablement le bacille en suivant soit la voie lymphatique, soit la voie veineuse, pour remonter le long de l'arbre biliaire.

Enfin, cette observation est le plus bel exemple que je possède de la conservation de la virulence du bacille de Koch dans la bile.

b) Deux chiens ont été inoculés par injection directe de la semence dans les voies biliaires extra-hépatiques, sans ligature du cholédoque, l'un dans le cholédoque même aussi près que possible de sa terminaison, l'autre dans la vésicule biliaire.

Ces deux expériences (répétitions sur le chien de mes premières tentatives sur le cobaye et le lapin) devaient servir de complément à celles de la série précédente, en montrant si le bacille de Koch peut remonter le courant des voies biliaires sans le secours d'une angiocholite concomitante.

Chien V. — Poids : 9 k.

Reçoit le 22 février 1895 dans la vésicule biliaire 2/3cc de la même dilution qui a servi pour le chien I, le cholédoque n'est pas lié.

Comme chez mes lapins et cobayes, la vésicule chasse en jet une partie de son contenu aussitôt l'aiguille retirée.

Pendant la laparotomie, hémorrhagie abondante partant de la tête du pancréas.

23 février. — Chute de température de 2°.

25 février. — Température continue à baisser. L'animal maigrit, ne mange pas, a la diarrhée, reste couché, transpire abondamment.

27 février. — Mort à 5 heures du matin. — Dans les deux derniers jours les fils avaient lâché à la partie inférieure de la plaie et un bout d'épiploon avait fait hernie.

Autopsie. — Poids : 7k. 500.

Les sutures péritonéales n'ont pas tenu. Péritonite généralisée dont le pus ensemencé donne d'abondantes colonies de streptocoques et quelques colonies de bacterium coli.

(Comme dans ceux des cas précédents où l'animal semble avoir succombé à une infection streptococcique, il est probable que le streptocoque provenait des traces laissées dans le chenil par un chien que j'avais inoculé quelques jours auparavant dans les voies biliaires avec une culture de streptocoque très virulent provenant d'une infection puerpérale.)

Foie. — Vésicule biliaire très distendue, gorgée de bile noirâtre, très épaisse ; sa muqueuse ne présente pas de lésions macroscopiques ; le point d'inoculation ne peut être retrouvé, même après lavage.

Les canaux hépatiques sont gorgés de bile et paraissent dilatés. La terminaison du cholédoque présente un rétrécissement fibreux et paraît à peine perméable, car en pressant sur la vésicule on ne peut faire sourdre la bile par l'ampoule de Vater ; il est vrai que cette bile est très visqueuse. Il est probable que cette lésion du cholédoque doit être attribuée à la présence d'un peloton de petits tænias remplissant la première portion du duodénum et s'engageant dans l'ampoule de Vater. La muqueuse duodénale est à peine teintée par la bile. Cependant, les matières contenues dans l'intestin ne sont pas blanches ; les urines de la vessie ne sont pas biliaires et ne présentent pas la réaction de Gmelin ; l'obstruction biliaire n'est donc pas complète ; d'ailleurs l'animal n'a pas eu d'ictère.

Le **foie** ne présente aucune lésion macroscopique.

La *bile*, examinée sur lamelles, ne montre pas de bacilles de Koch ; inoculée au cobaye B XXII, elle donne un résultat négatif.

Examen histologique. — Sur de nombreuses coupes, je n'ai rencontré que quelques follicules tuberculeux, de formation récente, avec bacilles de Koch dans les leucocytes, développés à la périphérie d'espaces-portes de petit calibre et ne présentant pas de rapports directs avec les conduits biliaires.

Les grosses voies biliaires ne présentent pas d'angiocholite ; dans aucune je n'ai rencontré de bacilles.

En résumé : Incertaine à priori, cette observation me semble cependant pouvoir être interprétée de la façon suivante :

Absence de lésions des voies biliaires malgré un certain degré d'obstruction spontanée et l'injection de la semence dans la vésicule ; ce fait, rapproché de l'absence des bacilles de Koch dans la bile (résultat négatif de l'inoculation au cobaye) permet de penser que, pour arriver au foie et déterminer l'apparition de follicules tuberculeux, les bacilles ont dû suivre une autre voie que les voies biliaires. Il est probable qu'ils ont suivi les voies lymphatiques ou veineuses à la suite de l'infection péritonéale résultant de l'évacuation de la vésicule après l'injection de la semence.

Cette observation, confirmant les résultats de mes inoculations au lapin et au cobaye, montre que ce procédé d'inoculation doit être rejeté ; d'autre part, quoique insuffisamment probante à elle seule, elle permet de présumer (si on la compare aux observations de la série précédente), que le bacille de Koch, introduit dans les voies biliaires, ne peut en remonter le courant qu'à la faveur d'une angiocholite concomitante.

Chien VI. — Poids : $9^{k}.300$

Reçoit le 5 avril 1895 dans le cholédoque $1/3^{cc}$ d'une culture de bacilles de Koch en bouillon glycériné, — le cholédoque n'est pas lié. Cette culture provenait de l'ensemencement sur bouillon glycériné de quelques grains de la culture-mère.

Au bout de quelques jours, l'animal est complètement remis et la plaie entièrement cicatrisée. Il reprend rapidement le poids qu'il a perdu.

Un mois après, il se porte aussi bien que s'il n'avait jamais rien reçu.

Vers la fin du deuxième mois, il présente pendant quelques jours des signes de malaise général (abattement, tristesse, refus de la nourriture). Mais il se remet rapidement.

Jamais il n'a eu le moindre symptôme de rétention biliaire. Sacrifié en pleine santé le 29 septembre 1895 ; poids : $9^{k}.500$.

Autopsie absolument *négative ;* aucune lésion tuberculeuse ni autre.

Rien au point d'inoculation, si ce n'est un léger épaississement fibreux des parois du cholédoque sur une étendue très limitée. Pas de ganglions au hile du foie ni ailleurs.

Malgré ces constatations négatives, la bile est inoculée au cobaye B XXIII ; — résultat négatif.

L'examen histologique a montré l'intégrité parfaite du foie.

En résumé, cette observation tend à prouver que le bacille de Koch, introduit dans les voies biliaires, sans ligature du cholédoque, ne peut en remonter le courant, qu'il est chassé dans l'intestin et ne laisse aucune trace de son passage.

C'est donc la même conclusion que comportent les deux observations précédentes ; il est permis, en conséquence, de considérer le fait comme acquis.

c) Un chien a été inoculé par injection de la semence dans une des branches d'origine du cholédoque, laquelle a été liée aussitôt après.

Cette expérience a été faite dans le but de rechercher si l'angiocholite, qui paraît indispensable pour favoriser l'ascension du bacille de Koch dans les voies biliaires, doit être infectieuse ou s'il suffit simplement d'une inflammation aseptique. En effet, dans les expériences de la série *a*) où le cholédoque est lié tout près de sa terminaison, l'angiocholite est toujours septique, car à ce niveau, le canal contient des microbes de l'intestin (bacterium coli et autres) qui pullulent et entrent en jeu à l'occasion du traumatisme créé par la ligature. En liant l'une des branches d'origine du cholédoque, c'est-à-dire le canal excréteur d'un des lobes du foie, cette infection, en quelque sorte spontanée, des voies biliaires était évitée, et de plus, le lobe dont le canal excréteur avait été lié et injecté avait les autres pour témoins.

Chien VII. — Poids : 18k·500

Reçoit, le 3 juillet 1895, 1 cc de semence dans la branche droite d'origine du cholédoque ; cette branche est liée immédiatement au-dessus de la piqûre. La semence inoculée était un bouillon glycériné, réensemencé depuis deux mois avec le premier bouillon provenant de la culture-mère.

7 juillet. — En enlevant le pansement on trouve le ventre ouvert et l'épiploon dehors. L'épiploon est réséqué, la plaie est lavée avec soin et protégée par un pansement compressif.

18 juillet. — La plaie est en très bon état, presque complètement cicatrisée.

21 juillet. — État très satisfaisant. Le pansement n'est pas renouvelé. La plaie est fermée, mais il reste une petite fistule qui donne un suintement séreux continu.

L'animal continue à se promener et à manger, mais il maigrit de jour en jour.

Le 28 septembre. — Près de 3 mois après l'inoculation, il meurt, considérablement amaigri (poids : 8k·750).

A aucun moment, l'animal n'a présenté le moindre signe de rétention biliaire, pas de subictère, pas de décoloration des selles, pas de pigments biliaires dans les urines.

Autopsie. — Au niveau de la plaie opératoire, adhérences épaisses et intenses entre le foie et la paroi, formées presque uniquement par l'épiploon transformé en une gangue fibreuse.

Péritonite légère ; anses intestinales rouges ; liquide séro-purulent dans le péritoine. — Pas de tubercules visibles à la surface de la séreuse ; pas de ganglions caséeux dans le mésentère.

La muqueuse iutestinale est très rouge, tuméfiée, mais ne présente ni ulcérations ni tubercules.

Pas de tubercules dans la rate.

Plusieurs granulations miliaires à la surface des reins qui sont gros et blancs.

Rien dans les poumons ni le médiastin.

Pas de péricardite; végétations dures, calcaires sur les sigmoïdes aortiques.

Foie. — Péri-hépatite fibreuse surtout sur le lobe droit. — Le foie est très ferme, très brun. Le lobe droit est manifestement atrophié. Pas de tubercules visibles à la surface.

Il est impossible de disséquer les voies biliaires extra-hépatiques, qui sont englobées au milieu d'adhérences épiploïques fibreuses et de grosses masses ganglionnaires fibro-caséeuses. Elles sont perméables; en pressant sur le fond de la vésicule on voit la bile s'écouler par l'ampoule de Vater. Il n'est malheureusement pas possible de reconnaître l'état de la branche qui a été liée.

La vésicule adhère au parenchyme voisin par des tractus fibreux assez denses. Sa cavité contient une bile verdâtre visqueuse; sa muqueuse paraît saine. *La bile*, inoculée au cobaye B XXX donne un résultat *positif*.

Sur les surfaces de sections du foie on constate : dans le lobe droit (dont le canal excréteur a été lié et injecté), en plein centre, une cavité volumineuse, de la grosseur d'une noix, remplie d'un pus crémeux tenant des grumeaux en suspension; cette cavité est nettement enkystée par une paroi fibreuse dont la surface interne est tapissée par une sorte de membrane pyogénique, qui s'effrite sans un filet d'eau. Elle offre l'aspect d'un abcès autour froid. Tout d'elle et dans toute l'étendue de ce lobe on trouve un grand nombre de petites cavités, variant du volume d'un pois à celui d'un haricot, et contenant la plupart un liquide puriforme légèrement teinté en jaune verdâtre; de place en place on aperçoit dans de grands espaces-portes la lumière de canaux biliaires englobés dans des masses fibro-caséeuses.

Le contenu de la grosse cavité centrale, examiné immédiatement sur lamelles, a montré des bacilles de Koch très nombreux, la plupart contenus dans des leucocytes.

Dans le lobe gauche dont le canal excréteur n'avait pas été touché, on ne voit rien de semblable; les surfaces de sections ne montrent aucune cavité, aucun tubercule macroscopique; mais dans tous les espaces-portes les voies biliaires apparaissent avec une netteté remarquable; elles sont beaucoup plus manifestes que normalement et se détachent sur le fond, grâce à la présence d'une sorte de bouchon de bile coagulée qui les remplit.

Examen histologique. — Des coupes passant par la paroi de la grande caverne centrale du lobe droit montrent une gaîne fibreuse très épaisse et très dense, contenant de place en place de petits espaces-portes et des nodules leucocytiques bourrés de bacilles de Koch. En dedans de cette gaîne fibreuse existe une épaisse couche de leucocytes et d'éléments embryonnaires au milieu desquels les bacilles de Koch pullulent. En dehors de la gaîne fibreuse, les trabécules hépatiques sont aplaties, concentriques et tendent vers l'organisation en néo-canalicules biliaires.

Les coupes des autres cavités plus petites montrent des caractères analogues.

En dehors de ces cavités, le parenchyme présente des lésions très accentuées; de larges bandes fibreuses le sectionnent, irradiant des espaces-portes et circonscrivant les cavités précédentes. La topographie est absolument bouleversée et la lecture de ces coupes est d'une interprétation très délicate.

En effet, il n'existe plus que quelques très petits ilôts de tissu hépatique ; tout le parenchyme est envahi par des travées fibreuses denses et épaisses, par des cavités circonscrites par ces travées et par de gros ilôts leucocytiques ou caséeux bourrés de bacilles.

Dans les grandes travées fibreuses on aperçoit les éléments des espaces-portes qui les commandent ; les grosses voies biliaires sont atteintes de catarrhe et sont bourrées d'un amas de cellules desquamées et de gros leucocytes chargés de bacilles ; les veines sont enflammées, entourées d'une zone d'infiltration embryonnaire qui fuse au loin et forme en différents points de la gaîne glissonienne des amas nodulaires ou diffus dans lesquelles on voit des bacilles dans l'intérieur des leucocytes.

Dans les petits espaces-portes les lésions sont identiques ; si ce n'est que les canaux biliaires ne présentent plus de catarrhe ; leur épithélium est en place, régulier et bien coloré ; ils ne contiennent pas de bacilles de Koch.

Des coupes pratiquées dans le lobe gauche (lobe témoin) montrent dans les gros espaces un catarrhe très peu prononcé des gros canaux biliaires qui ne renferment pas de bacilles. Mais c'est surtout dans les petits espaces-portes que les lésions sont intéressantes ; thrombose partielle ou totale de la veine, infiltration lencocytique avec nombreux bacilles tout autour, intégrité de l'épithélium biliaire, péri-angiocholite à bacilles de Koch, fusant de la zone de péri-phlébite.

En dehors de ces tubercules développés dans l'intérieur même des espaces-portes et englobant souvent les canaux biliaires, on trouve en outre dans le parenchyme, çà et là, quelques ilôts lencocytiques bourrés de bacilles.

En résumé. — Cette observation peut être considérée comme un type de péri-angiocholite tuberculeuse. Elle montre que la tuberculisation des voies biliaires ne se fait pas de dedans en dehors ; que le bacille de Koch, introduit dans l'une des branches du cholédoque avec ligature aseptique de cette branche, ne peut remonter le courant des voies biliaires au-delà des gros canaux de premier ordre ; que la péri-angiocholite tuberculeuse, qui est consécutive à cette inoculation et peut aboutir à la production de cavernes hépatiques, a pour point de départ une lésion primitive des voies veineuses et peut-être lymphatiques ; enfin, la comparaison des lésions constatées dans les deux lobes comporte l'interprétation suivante :

l'intensité et la généralisation des lésions tuberculeuses péri-biliaires du lobe droit montrent l'influence du traumatisme des voies biliaires (ligature du canal excréteur de ce lobe).

la prédominance dans les espaces-portes même des lésions tuberculeuses du lobe gauche, dont le canal excréteur n'avait reçu aucun traumatisme, semble pouvoir être expliquée par le catarrhe des grosses voies biliaires et les modifications consécutives dans l'état chimique de la bile.

d) Un chien a subi la ligature d'une des branches d'origine cholédoque et a reçu ensuite la semence dans le tronc même du cholédoque, près de son embouchure.

Cette expérience sert de complément à celles des séries précédentes; l'ascension du bacille de Koch dans les voies biliaires peut-elle se faire, sans ligature du cholédoque, à la faveur d'un traumatisme portant sur un territoire limité de leur étendue et pouvant créer un point d'appel ?

Chien VIII. — Poids : 17^k.

Subit le 5 avril 1895 la ligature de la branche droite du cholédoque (canal excréteur du lobe droit du foie) et reçoit aussitôt après dans le tronc du cholédoque, tout près de son embouchure $2/5^{cc}$ du même bouillon qui a servi pour le chien VI.— (Pansement humide au sublimé.)

6 avril. — Très abattu; refuse la nourriture.

8 avril. — Abattement de plus en plus grand; pas de subictère; une sanie abondante s'écoule de la gueule; langue et gencives tuméfiées; stomatite mercurielle probable.

9 avril. — État général très mauvais; abaissement de température; sueurs abondantes; traces de pigments biliaires dans les urines; selles liquides mais non décolorées; yeux rouges et chassieux.

11 avril. — Meurt le matin.

Autopsie. — La plaie est presque entièrement réunie.

Pas de péritonite; un gros tænia dans l'intestin.

Foie. — Lobe droit très congestionné. La ligature du canal excréteur tient encore et est complète; après l'avoir enlevée, on constate à son niveau un rétrécissement annulaire très marqué, mais franchissable.

Le cholédoque est perméable dans toute sa longueur; la bile s'écoule facilement par l'ampoule de Vater quand on presse sur la vésicule, qui paraît saine.

Sur les surfaces de sections on ne constate aucune lésion macroscopique du foie; les voies biliaires paraissent simplement dilatées et gorgées de bile dans le lobe droit.

Aucune lésion macroscopique dans les autres viscères.

La bile, recueillie dans la vésicule et inoculée au cobaye B XXV, donne un résultat positif.

Examen histologique. — Des coupes du canal cholédoque à diverses hauteurs et de la vésicule biliaire ne montrent aucune lésion tuberculeuse, aucun bacille.

Au niveau de la piqûre du cholédoque les parois de ce canal sont très épaissies, infiltrées d'éléments embryonnaires très abondants.

Sur les coupes de morceaux recueillis dans le lobe du foie dont le canal excréteur a été lié, on constate du catarrhe des grosses voies biliaires qui sont très dilatées et dont la lumière est remplie par un bouchon muqueux emprisonnant des cellules épithéliales desquamées et des cristaux d'acides biliaires; en beaucoup d'endroits les veines-portes sont gorgées de globules et paraissent thrombosées; le parenchyme est sillonné de bandes claires qui semblent réunir entre elles les veines sus-hépatiques et rappellent l'aspect du foie cardiaque à la période de congestion simple. Les cellules hépatiques sont intactes sauf en quelques points où elles se colorent mal et forment des ilôts plus ou moins nécrosés.

Les coupes des morceaux recueillis dans le lobe dont le canal excréteur n'a pas été lié, ne diffèrent des précédentes que par l'intensité beaucoup moins marquée du catarrhe des voies biliaires.

Sur aucune de ces coupes il n'existe de centres de formation nodulaire qu'on puisse interpréter dans le sens de tubercules naissants.

En résumé, cette observation ne comporte que des déductions peu importantes ; l'animal a succombé trop tôt. Cependant, le fait du séjour dans les voies biliaires du bacille de Koch, malgré l'absence de ligature du cholédoque (fait prouvé par le résultat positif de l'inoculation de la bile au cobaye B XXV), semble autoriser à penser qu'un traumatisme des voies biliaires, portant sur une étendue limitée de leur territoire, suffit à créer un point d'appel en provoquant une congestion de tout l'organe.

e) Un chien a reçu dans le cholédoque, sans ligature, un mélange de bacterium coli et de bacilles de Koch.

Cet expérience est en quelque sorte la réciproque de l'expérience *c*), en même temps que le complément rationnel de toutes les précédentes. L'infection expérimentale des voies biliaires suffit-elle, sans le concours de la ligature du cholédoque, à permettre au bacille de Koch de remonter le courant des voies biliaires ?

Chien IX. — Poids : 11k·500

19 juillet 1895. — Le cholédoque est chargé près de sa terminaison, sans être lié; puis on injecte dans sa lumière 1cc d'un mélange de bacterium coli et de bacilles de Koch en bouillon. La culture de bacterium coli provenait d'un isolement fait la veille avec une culture sur gélose d'une bile humaine.

21 juillet. — Bon état général. Subictère, chute des poils ; les urines présentent la réaction de Gmelin; les selles sont peu colorées.

30 juillet. — La teinte subictérique a disparu en quelques jours; les urines ne présentent plus la réaction de Gmelin.

Les sutures cutanées ont lâché, et les deux lèvres de la plaie se sont écartées, laissant entre elles un large trou au fond duquel on aperçoit les plans profonds complètement réunis.

La plaie se cicatrise en quelques jours et l'animal continue à vivre en état de santé parfaite.

Sacrifié le 8 novembre 1895, l'autopsie est absolument négative. Aucune lésion tuberculeuse dans aucun viscère; pas de péritonite tuberculeuse, pas de ganglions infiltrés dans le mésentère; pas de lésions de l'intestin.

Le foie est absolument sain à l'œil nu. Les voies biliaires sont perméables et normales; le cholédoque présente un épaississement fibreux très peu marqué au point d'inoculation.

La bile, recueillie dans la vésicule, est claire, jaune d'or. Elle est inoculée au cobaye B XXIV et ensemencée sur bouillon et gélose.

Ces cultures restèrent stériles.

Le cobaye ne devint pas tuberculeux.

L'examen histologique et bactériologique des coupes pratiquées en différents points du foie, n'a montré aucune lésion, aucun microbe : ni bacterium coli, ni bacilles de Koch.

En résumé, cette expérience tend à montrer que le bacille de Koch ne peut remonter le courant des voies biliaires à la faveur d'une infection de celles-ci par un microbe venu de l'intestin et peu virulent, comme c'est le cas pour la culture de bacterium coli qui a été injectée.

Vue d'ensemble et conclusions des expériences précédentes.

De la série des expériences précédentes un premier fait se dégage : *le bacille de Koch conserve dans la bile, même après un séjour prolongé, ses caractères biologiques ordinaires.*

J'ai déjà tiré parti de cette donnée ; je ne fais que la rappeler.

Ce que je désire surtout mettre en relief, c'est *que l'hypothèse d'une infection biliaire ascendante à bacilles de Koch ne saurait être admise, qu'elle est irréalisable expérimentalement, que la tuberculisation des voies biliaires ne peut se faire de dedans en dehors et que la pathogénie de de la tuberculose des voies biliaires doit être cherchée dans un autre sens.*

Ce qui ne veut pas dire d'ailleurs que la tuberculose des voies biliaires ne puisse être reproduite expérimentalement par l'injection directe du bacille de Koch dans les voies biliaires. En effet, pour ne rappeler que les plus complètes et les plus démonstratives de mes expériences, je citerai les observations des chiens IV et VII, qui, inoculés l'un dans le cholédoque, l'autre dans la branche droite de ce canal, avec ligature, présentèrent des lésions caractéristiques et très accentuées de péri-angiocholite tuberculeuse. Mais la persistance et l'intégrité relative de l'épithélium biliaire montrent que cette péri-angiocholite tuberculeuse ne s'est pas faite de dedans en dehors ; la thrombose et la péri-phlébite portale constituent la lésion primitive, et la généralisation des lésions de péri-angiocholite relève de l'inflammation des voies biliaires créée par la ligature.

Cette interprétation est en accord parfait avec les données histologiques ; j'aurai l'occasion, dans la suite de ce travail, d'en montrer le bien-fondé.

Ce n'est donc qu'à la condition d'une inflammation des voies biliaires que la tuberculose généralisée des voies biliaires peut être reproduite expérimentalement par l'injection directe du bacille de Koch dans leur lumière.

Encore faut-il que cette inflammation soit intense et d'une certaine durée.

L'injection pure et simple du bacille de Koch dans le cholédoque ou la vésicule biliaire, sans ligature, est impuissante à provoquer cette inflammation et le résultat est absolument négatif. (Chiens V et VI.)

Une infection mixte (bacille de Koch et bacterium coli peu virulent) n'est pas plus efficace. (Chien IX.) — Peut-être une infection des voies biliaires par un microbe plus virulent serait-elle suivie d'un résultat positif? Mais, j'ai montré combien il était pratiquement difficile d'utiliser ce procédé.

Au contraire, le traumatisme créé par la ligature du cholédoque est suivi d'un effet constant; ce procédé expérimental présente deux avantages : il est facile à mettre en pratique, et, surtout, il détermine des lésions du foie qui sont comparables à celles qu'on observe fréquemment dans les foies humains atteints de tuberculose des voies biliaires.

Je donnerai à la fin de ce travail les observations de deux cobayes qui firent spontanément de la tuberculose des voies biliaires et chez lesquels le cholédoque était presque complètement obstrué par un gros paquet ganglionnaire dans lequel il se trouvait englobé.

B. Tuberculisation générale sans traumatisme des voies biliaires.

Dans cette série d'expériences j'ai tuberculisé un certain nombre d'animaux en injectant la semence dans diverses voies (voie veineuse, voie lymphatique...), sans traumatiser en aucune façon les voies biliaires. Mon but était de rechercher si, dans de semblables conditions, des tubercules ou cavernes biliaires peuvent se développer dans le foie, et si, le fait étant possible, ces lésions tuberculeuses des voies biliaires peuvent être confluentes et généralisées ou si elles restent discrètes et dues en quelque sorte à un simple hasard.

A priori il était permis de penser que les résultats de ces expériences seraient peu démonstratifs; en effet, il est exceptionnel de trouver à l'autopsie des animaux tuberculeux des lésions des voies biliaires visibles à l'œil nu, tant dans les laboratoires que dans les abattoirs.

Sur un grand nombre de cobayes-réactifs qui ont servi à mes recherches sur la bile, exposées dans le chapitre précédent, ou qui ont été inoculés pour des recherches indépendantes du présent travail, je n'ai trouvé que deux fois des lésions évidentes de voies biliaires, et dans ces deux cas, ainsi que je le montrerai ultérieurement, la tuberculisation des voies biliaires était nettement consécutive à une prédisposition locale créée par une circonstance particulière.

Des recherches comme celles qui font le sujet de ce chapitre ne pourraient avoir de valeur absolue que si elles portaient sur un nombre considérable d'animaux.

J'ai voulu cependant pratiquer quelques inoculations dans ce sens, afin d'avoir des types à mettre en comparaison avec ceux que me fournirait la série d'expériences relatées dans le chapitre suivant.

a) *Injection de bacilles de Koch dans le sang de la circulation générale.*

Chien X. — Poids : 5k·750.

Reçoit le 15 février 1895 dans la veine saphène 1cc d'une dilution de bacilles de Koch en bouillon.

Le 25 février, commence à avoir de la fièvre, devient triste, ne se promène plus, ne mange plus.

S'amaigrit rapidement. Ne présente aucune lésion au point d'inoculation.

Sacrifié le 12 mars au début de l'agonie. — Poids : 4k·500.

Autopsie. — Foie très gros; dégénérescence graisseuse totale; après quelques heures de séjour dans le sublimé-fixateur on aperçoit un nombre infini de fines granulations tuberculeuses sur la tranche des morceaux recueillis pour être coupés.

Rien dans les voies biliaires.

Ganglion caséeux au niveau du hile du foie.

Fines granulations tuberculeuses à la surface des reins.

Rien dans l'intestin ni dans le péritoine.

Nombreux tubercules sous-pleuraux; les tubercules sont plus rares dans le parenchyme pulmonaire.

La bile inoculée au cobaye B IX a donné un résultat négatif.

Examen histologique. — Sur de nombreuses coupes du foie, j'ai trouvé de temps en temps des conduits biliaires de différents calibres englobés au sein de granulations tuberculeuses ou d'ilôts caséeux; sur quelques coupes, j'ai vu les bacilles aborder l'épithélium biliaire persistant au milieu de la nappe caséeuse.

En d'autres termes, parmi les nombreuses granulations

tuberculeuses qui existaient dans ce foie, quelques-unes s'étaient développées dans la gaîne même des espaces-portes et avaient englobé secondairement le canal biliaire

Chien XI. — Poids : 5k..

Reçoit le 15 février 1895 dans la veine saphène 1cc de la même dilution que le chien X.

A partir du 25 février la température commence à monter et l'amaigrissement apparaît.

Le 19 mars, on pratique sous le chloroforme la ligature du cholédoque.

L'animal meurt quelques heures après, sans s'être réveillé; si bien qu'on peut faire abstraction de cette opération et considérer cette observation comme un cas d'injection pure et simple de bacilles de Koch dans le sang.

Autopsie. — Poids : 4k·350. — Un peu d'ascite (140gr. environ) granulations tuberculeuses à la surface du péritoine viscéral et pariétal.

Foie. — Gros, un peu gras, très ferme, grenu, légèrement cirrhotique; ne présente pas de tubercules visibles à l'œil nu ; ganglions caséeux au hile du foie.

Rien dans les voies biliaires.

Granulations tuberculeuses dans les poumons, surtout sous-pleurales.

La bile, inoculée au cobaye B X a donné un résultat négatif.

Examen histologique. — Mêmes constatations que dans l'observation précédente; pour ce qui est simplement des localisations péri-biliaires de certains tubercules.

En résumé, ces deux observations montrent que l'on peut constater au microscope des localisations péri-biliaires de la tuberculose chez des animaux inoculés dans la circulation générale, et cela sans qu'il soit possible de les soupçonner à l'œil nu. Mais ces granulations tuberculeuses péri-biliaires sont peu abondantes, très disséminées et beaucoup moins nombreuses que les autres sans siège précis.

b) *Injection de bacilles de Koch dans le sang de la veine-porte.*

Chien XII. — Poids : 19k.300.

Reçoit le 3 juillet 1895, dans une grosse veine naissant de la 3e portion du duodénum, 1cc d'un bouillon glycériné ensemencé depuis six semaines.

Dès le 3e jour ascension de température de 2°; la température oscille ensuite entre 39° et 40° jusqu'à la mort.

Le 16 juillet, les lèvres de la plaie se sont écartées et laissent un large intervalle au fond duquel on aperçoit les parties profondes complètement réunies. La plaie bourgeonne et se ferme lentement.

Le 24 juillet, il a maigri de 1500gr et présente un très mauvais état général.

Sacrifié le 3 août au début de l'agonie.

Autopsie. — La plaie n'est pas complètement fermée.

Foie. — Volume paraît normal. Pas de tubercules visibles à l'œil nu à la surface ni dans la profondeur; mais les voies biliaires, sur toutes les surfaces de sections, présentent un aspect particulier; elles sont très apparentes et paraissent remplies par un bouchon de bile verdâtre gélatiniforme.

Les voies biliaires extra-hépatiques sont perméables et paraissent normales.

La vésicule n'est pas dilatée; la bile qu'elle renferme est très foncée, prise en gelée, si bien qu'on ne peut en aspirer que quelques gouttes; incisée, la vésicule présente à sa surface interne quatre ou cinq nodules saillants du volume d'une tête d'épingle.

Trois tubercules à la surface de la rate.

Rien dans les reins, ni dans l'intestin.

La veine qui avait été injectée n'a pu être retrouvée.

Pas de ganglions dans le mésentère, ni au hile du foie.

Rien aux poumons ni au cœur.

La bile, inoculée au cobaye B XXI, a donné un résultat douteux, mais plutôt *positif*.

Examen histologique. — Des coupes pratiquées en différents points du foie, montrent :

Dans les grands espaces-portes une abondance considérable d'éléments embryonnaires et de cellules rondes formant des ilôts disposés sans ordre à la périphérie des troncs vasculaires et des canaux biliaires; ces derniers présentent pour la plupart un catarrhe très intense;

Dans les petits espaces-portes on trouve souvent la veine thrombosée et entourée d'un manchon embryonnaire qui fuse au loin et englobe le canal biliaire dont l'épithélium reste intact; en d'autres points le follicule tuberculeux n'est pas engaîné dans l'espace-porte mais est immédiatement contigu à sa périphérie;

Enfin, dans le parenchyme on trouve un grand nombre de follicules, très petits, ronds, formés par une agglomération de cellules aplaties, légèrement fusiformes, ayant l'aspect des cellules endothéliales;

En dehors de ces lésions tuberculeuses, on ne constate aucune altération appréciable du parenchyme hépatique.

Des coupes pratiquées sur le cholédoque et la vésicule biliaire ne montrent aucune altération.

En résumé, cette observation comporte les enseignements suivants :

L'inoculation dans le sang du système-porte détermine dans le foie l'apparition de tubercules disséminés, dont un grand nombre se développent dans l'intérieur même des espaces-portes à la faveur d'une thrombose de la veine; mais cette localisation ne semble possible que pour les espaces de très petit calibre, dont la veine est susceptible de se thromboser du fait d'une embolie microbienne;

De plus cette observation, en raison du résultat de l'inoculation de la bile au cobaye, permet de penser que le bacille de Koch a pu passer dans les voies biliaires, au niveau des lésions des petits espaces, et déterminer ainsi par lui-même ou par ses toxines les lésions de catarrhe observées en aval sur les grosses voies biliaires.

c) *Injection d'un mélange de bacilles de Koch et de streptocoques dans le sang de la circulation générale* (1).

Chien XIII. — Poids : $11^{k} \cdot 300$

Reçoit dans la veine saphène, le 29 juin 1895, un mélange de bacilles de Koch et de streptocoques.

Meurt le 22 juillet. — Poids : $8^{k} \cdot 300$.

Autopsie. — Foie énorme ; présente plusieurs nodules saillants ressemblant macroscopiquement à des nodules d'hyperplasie nodulaire.

Sur les coupes ces nodules apparaissent constitués par des amas de foyers circonscrits de dégénérescence graisseuse, entre lesquels siègent de petits tubercules sanguins, très chargés en bacilles. — La bile, inoculée au cobaye B XIX, donne un résultat négatif.

d) *Inoculations intra-péritonéales.*

Je n'entrerai pas dans la description des autopsies très nombreuses que j'ai pratiquées de cobayes inoculés dans le péritoine avec des produits tuberculeux de provenances diverses, (biles de mes animaux ou de mes observations humaines, — autres inoculations indépendantes de ce travail).

En dehors des deux cobayes B IV et B XXV, dont j'ai déjà résumé l'observation au chapitre « Bile et bacille de Koch » et dont je relaterai plus loin l'autopsie dans tous ses détails, je n'ai jamais trouvé de lésions tuberculeuses macroscopiques des voies biliaires. Mais souvent j'ai pu constater, au microscope, la présence de quelques granulations tuberculeuses englobant les canaux biliaires, de même que chez ceux de mes chiens qui avaient été inoculés dans le sang.

e) *Inoculations intra-pleurales.*

J'ai profité des recherches que poursuivait à côté de moi mon

(1) Ce chien appartient à mon ami Péron.

excellent ami Péron pour examiner comparativement le foie des chiens qu'il inoculait dans la plèvre.

J'ai examiné le foie de trois de ces animaux :

Chien XIV. — Poids : 15k·500

Inoculé dans les deux plèvres le 9 février 1895 ; épanchement pleural double ; meurt le 9 mars ; (poids : 12k·700).

Autopsie : foie criblé de tubercules visibles à l'œil nu.

Chien XV. — Poids : 14k·600

Inoculé le 16 mars 1895 dans la plèvre gauche ; sacrifié le 16 avril suivant ; (poids : 14k·300).

Autopsie : foie — rien à l'œil nu.

Chien XVI. — Poids : 4k·500

Inoculé le 5 avril 1895 dans les deux plèvres ; sacrifié le 16 mai suivant ; (poids : 3k·800).

Autopsie : pleurésie purulente tuberculeuse bilatérale.

Foie : volumineux, farci d'un nombre considérable de fines granulations tuberculeuses.

Infiltration tuberculeuse des ganglions sous-hépatiques et sus-pancréatiques.

Chez ces trois chiens, l'examen histologique a montré un nombre infini de tubercules disséminés sans siège précis dans le parenchyme hépatique. Quelques-uns, comme chez les chiens inoculés dans le sang de la circulation générale, siégeaient dans la gaîne même des petits espaces-portes et englobaient dans leur masse le canal biliaire dont l'épithélium demeurait intact.

La bile du chien XV inoculée au cobaye B XVII, et la bile du chien XVI, inoculée au cobaye B XVIII, ont donné des résultats négatifs.

f) *Inoculations sous-cutanées.*

J'ai inoculé deux chiens sous la peau dans le but de ne déterminer qu'une tuberculose à évolution lente. Ces deux chiens ont présenté des lésions caractéristiques au point d'inoculation ; ces lésions ont guéri spontanément et radicalement. L'un de ces deux animaux (chien XVII), paraît actuellement en parfait état de santé, plus de six mois après l'inoculation. L'autre (chien XVIII), a été sacrifié en pleine santé, au bout de six mois. L'autopsie n'a révélé aucune lésion macroscopique tuberculeuse ni autre ; les ganglions de l'aine du côté correspondant à l'inoculation formaient un paquet assez volumineux, fibro-caséeux, en voie de guérison ; la bile a été inoculée au cobaye B XVI qui est mort le lendemain. L'examen histologique a montré l'intégrité parfaite du foie.

Vue d'ensemble et conclusions des expériences précédentes.

De la série d'expériences dont l'exposé précède, une donnée générale se dégage :

La tuberculisation générale, soit par la voie veineuse, soit par la voie lymphatique, soit par toute autre voie, est insuffisante à déterminer la tuberculose des voies biliaires, tout au moins dans le vrai sens du mot, c'est-à-dire dans sa forme confluente. Tout au plus suffit-elle à provoquer le développement de quelques rares granulations tuberculeuses dans les espaces-portes de petit calibre et par suite l'apparition de tubercules péri-biliaires discrets. Mais cette localisation particulière constitue une exception, si on la compare au nombre infiniment plus grand des tubercules qui apparaissent concurremment en un point quelconque du parenchyme hépatique. L'épithélium du canal biliaire englobé reste d'ailleurs parfaitement intact, et oppose une barrière au bacille de Koch qui peut l'aborder mais ne le franchit pas. Les résultats négatifs de l'inoculation de la bile au cobaye, dans tous les cas de cette série d'expériences, viennent confirmer le bien-fondé de cette opinion.

Exception doit être faite cependant pour le cas où la tuberculisation a pour porte d'entrée le système-porte. Dans le cas où j'ai eu recours à ce procédé d'inoculation (chien XII) j'ai constaté dans le foie la présence de nombreux follicules péri-biliaires développés dans de petits espaces-portes dont la veine était thrombosée et marquait manifestement le centre de développement du tubercule.

Dans ce cas il est permis d'admettre, bien que le fait n'ait pas été vu sous le microscope, que les canaux biliaires englobés dans ces follicules ont été détruits en quelques points et que l'effondrement de leur épithélium a permis au bacille de passer dans la bile. Ainsi s'expliqueraient, d'une part, le catarrhe intense constaté en aval sur les grosses voies biliaires, — d'autre part, le résultat positif de l'inoculation de la bile au cobaye.

En résumé et en dernière analyse je pense pouvoir conclure de cette série d'expériences que : l'injection de bacilles de Koch dans le sang de la circulation générale et en particulier dans le sang du système-porte peut suffire, sans traumatisme aucun des voies biliaires, à provoquer le développement de tubercules péri-biliaires discrets, mais qu'elle ne saurait à elle seule provoquer l'apparition de la tuberculose confluente des voies biliaires.

C. Tuberculisation générale avec traumatisme des voies biliaires

J'éliminerai tout d'abord une série de tentatives infructueuses. Dans le but de rechercher si une infection des voies biliaires pouvait favoriser la production de la tuberculose des voies biliaires, j'injectai dans le cholédoque de divers animaux (chats, cobayes, lapins) des microbes pyogènes variés, soit avant, soit après la tuberculisation de ces animaux. Mais ces essais ne me donnèrent aucun résultat; on conçoit en effet que de pareilles tentatives soient d'une réalisation fort délicate, sinon impossible, car, ou bien l'infection des voies biliaires est trop virulente et tue l'animal avant que le bacille de Koch n'ait pu jouer son rôle, ou bien elle est trop faible et n'est suivie d'aucun effet.

J'avais espéré obtenir une infection suffisante en injectant du bacterium coli isolé des selles d'un homme en bonne santé; mais je ne suis arrivé à aucun résultat.

Donner le détail de ces essais serait absolument inutile; je n'ai voulu les mentionner que pour ne pas pécher par omission.

J'ai dû me borner à traumatiser les voies biliaires par simple ligature du cholédoque chez des animaux que je tuberculisais soit avant, soit après.

Chez trois chiens inoculés dans le sang de la circulation générale, j'ai lié le cholédoque au catgut aussi près que possible de sa terminaison. Chez un autre chien, inoculé de la même manière, je n'ai lié qu'une des branches d'origine du cholédoque, dans le double but d'obtenir une survie plus longue et d'avoir pour témoin l'animal en expérience lui-même, le lobe dont le canal excréteur était lié, ayant l'autre pour témoin.

J'ai répété les mêmes tentatives sur un autre chien, mais en l'inoculant dans le sang du système-porte.

Un chien, qui avait subi la ligature du cholédoque, fut inoculé sous la peau.

a). *Injection de bacilles de Koch dans le sang de la circulation générale et ligature totale du cholédoque.*

Chien XIX. — Poids : $5^{k}.800$.

Tout jeune chien, reçoit le 15 février 1895, dans la veine saphène, 1^{cc} de la même dilution de bacilles de Koch en bouillon que les chiens X et XI.

Il continue à grossir et pèse $7^{k}.700$ le 2 mars.

Le 8 mars, on remarque pour la première fois au point d'inoculation un chancre tuberculeux, qui, vu sa profondeur, doit exister déjà depuis quelques jours.

Le 19 mars (l'animal ayant continué à augmenter de poids : $8^{k}.500$ et n'ayant jamais présenté de fièvre ni aucun autre signe de maladie), on pratique la ligature du cholédoque aussi près que possible de sa terminaison. (Pendant la laparotomie on ne constate aucune lésion tuberculeuse du péritoine ; pas d'ascite ; le foie est volumineux, mou et gras, mais ne présente pas de tubercules visibles à l'œil nu.)

Le 20 mars, dans l'après-midi, on le trouve éventré, léchant ses boyaux qui pendent entre ses pattes. Immédiatement on résèque l'épiploon, on lave l'intestin, on le rentre et on fait la suture de la plaie.

Le 21 mars, mort dans la matinée. — Poids : $8^{k}.400$.

Autopsie. — Masse intestinale très rouge, très vascularisée ; pas de liquide dans le péritoine.

Rate, très grosse, farcie de tubercules.

Reins, un grand nombre de tubercules miliaires corticaux et même médullaires.

Pas de granulations tuberculeuses sur le péritoine, mais gros paquet de ganglions tuberculeux dans le mésentère.

Poumons farcis de granulations tuberculeuses ; pas de pleurésie, pas de ganglions dans le médiastin.

Rien au cœur ni au péricarde.

Foie. — Énorme, très brun, gorgé de bile ; pas de péri-hépatite ; pas de tubercules visibles à l'œil nu.

Voies biliaires. — Vésicule dilatée, remplie d'une bile très brune ; paraît saine à l'œil nu.

Cholédoque et canaux hépatiques distendus par la bile ; la ligature est complète ; la bile ne peut passer dans l'intestin quand on presse sur le fond de la vésicule.

(Mais la rétention biliaire n'a pas été assez longue pour donner ses symptômes ordinaires; les urines recueillies dans la vessie ne présentent pas la réaction de Gmelin.)

Au point où le cholédoque s'enfonce dans le pancréas, on trouve, accolé à lui, un gros ganglion caséeux.

La bile, inoculée au cobaye B XI, a donné un résultat positif.

Examen histologique. — Des coupes du cholédoque au niveau de l'ampoule de Vater et à différentes hauteurs, — des coupes de la vésicule biliaire ne montrent aucune lésion tuberculeuse.

Les coupes du foie montrent un nombre infini de nodules leucocytiques formant des ilôts arrondis ou des bandes allongées qui siègent autour des espaces-portes, et tendent à décrire des travées qui sectionnent le parenchyme et rappellent l'aspect de la cirrhose tuberculeuse à son début. Ces nodules et ces bandes allongées sont constituées par des amas de cellules rondes, au milieu desquelles on trouve quelques cellules fusiformes mêlées à des fibrilles conjonctives minces; dans les cellules rondes on colore des bacilles de Koch très nombreux; on ne trouve jamais dans ces amas leucocytiques de cellules épithélioïdes ni de cellules géantes; à leur périphérie, ces nodules sont limités par une mince lame de tissu conjonctif qui les enkyste.

Il est aisé de reconnaître que ces productions néoplasiques sont développées autour des espaces-portes; dans les points où elles forment des coulées allongées, on trouve le plus souvent des ramifications des canaux biliaires parfaitement distinctes; quelquefois on constate dans ces coulées quelques néo-canalicules biliaires.

Les espaces-portes envahis sont remarquables par le volume de la veine qui est gorgée de sang; le canal biliaire est souvent englobé dans la masse des éléments embryonnaires et leucocytiques qui infiltrent l'espace-porte; il est parfaitement distinct grâce à l'intégrité de son épithélium. Dans les grands espaces-portes les voies biliaires sont atteintes d'un catarrhe intense, dont la cause relève évidemment de la ligature du cholédoque.

En dehors de ces lésions, qui ne rappellent nullement les follicules ou granulations tuberculeuses qu'on rencontre dans le foie de l'homme, le parenchyme hépatique est relativement sain, sauf en quelques points où les cellules prennent mal les réactifs colorants et où il existe évidemment des lésions de nécrobiose.

En résumé, de même que chez les chiens X et XI, l'inoculation intra-veineuse a déterminé l'apparition de lésions tuberculeuses péri-portales englobant de-ci de-là les voies biliaires; de plus, les lésions de catarrhe des voies biliaires, créées par la ligature du cholédoque, peuvent expliquer comment le bacille a pu passer dans la bile, ainsi que le prouve le résultat positif de l'inoculation au cobaye B XI.

Chien XX. — Poids : 14k.500

Reçoit le 13 avril 1895, dans la veine saphène 1/2cc d'une culture en bouillon.

23 avril. — Chancre tuberculeux au point d'inoculation. Ligature du cholédoque aussi près que possible de sa terminaison.

25 avril. — Teinte subictérique des conjonctives; chute des poils; les urines présentent, mais faiblement, la réaction de Gmelin.

Bon état général.

29 avril. — Les sutures ont lâché; éventration; l'épiploon hernié est réséqué.

Ictère caractérisé.

2 mai. — Meurt dans la matinée. — Poids : 14k.600.

Autopsie. — Péritonite purulente généralisée.

Foie. — Énorme, très congestionné, très gorgé de bile; très dur; farci de granulations tuberculeuses aussi bien à la surface que dans la profondeur; plusieurs d'entre elles présentent en leur centre un point jaunâtre très net; les grosses voies biliaires intra-hépatiques sont dilatées et gorgées de bile.

La vésicule biliaire est énorme, ainsi que les voies biliaires extra-hépatiques. La ligature du cholédoque tient encore; après l'avoir enlevée, on peut, en pressant sur la vésicule, faire passer la bile dans l'intestin.

Un gros ganglion infiltré près de la terminaison du cholédoque.

Rate : grosse, farcie de tubercules.

Reins : quelques granulations tuberculeuses.

Instestin : pas de tubercules à la surface péritonéale ni sur la muqueuse; pas de ganglions dans le mésentère.

Cœur : néant.

Poumons : pas de pleurésie; tubercules nombreux, infiltration des ganglions péri-trachéo-bronchiques.

En résumé, type de granulie généralisée.

La bile, inoculée au cobaye B XII, a donné un résultat négatif.

Examen histologique. — Les coupes du foie montrent un nombre considérable de tubercules sanguins, nettement enkystés dans une mince gaîne fibrillaire et ayant le même aspect général que dans le cas précédent. Quelques-uns sont situés dans les espaces-portes et englobent les canaux biliaires; (c'est à cette disposition qu'est dû l'aspect macroscopique qu'ils présentaient; le point jaune central n'était autre que la lumière du canal biliaire englobé) mais ce sont les plus rares; la plupart sont péri-portaux ou situés sans siège précis dans le parenchyme.

Mais de plus, les grosses voies biliaires sont atteintes d'un catarrhe intense, et l'on constate dans le parenchyme toute la série des altérations consécutives à la rétention biliaire expérimentale.

En résumé cette observation ne comporte aucun enseignement nouveau; l'évolution de la tuberculose a été trop rapide et l'on peut penser que les effets du traumatisme des voies biliaires créé par la ligature du cholédoque n'ont pas eu le temps d'exercer leur action.

Chien XXI. — Poids : 14^{k}·400.

Subit le 26 avril 1895 la ligature du cholédoque aussi près que possible de sa terminaison.

30 avril. — Ictère caractérisé; selles blanches; urines biliaires; chute des poils.

7 mai. — La plaie opératoire n'est pas encore fermée et laisse suinter goutte à goutte un liquide fortement coloré en jaune. (A ce propos, je ferai une remarque : je pense que l'état de rétention biliaire n'est pas favorable à la réunion rapide des plaies, et j'estime que c'est par cette raison qu'il faut expliquer l'éventration fréquente des animaux qui ont subi la ligature du cholédoque).

9 mai. — Reçoit dans la veine saphène 2/3^{cc} d'une dilution de ba-

cilles de Koch en bouillon. (Cette dilution est la même que celle qui a servi pour le chien IV, opéré le même jour).

13 mai. — L'amaigrissement s'accentue. L'ictère persiste. La plaie n'est pas encore complètement réunie et suinte toujours.

8 mai. — Mort dans la matinée; poids : 8^{k}·600.

Autopsie. — Pas de péritonite; pas de liquide dans la cavité péritonéale.

Foie. — Gros, très brun, gorgé de bile. Pas de tubercules visibles à la surface ni dans la profondeur.

Les voies biliaires extra-hépatiques sont très dilatées; la ligature du cholédoque est encore absolue.

La vésicule contient une grande quantité de bile noire et épaisse. Un petit ganglion contre la fin du cholédoque.

Rate : pas de tubercules macroscopiques.

Reins : nombreux tubercules entourés d'une zone d'hypérémie intense.

Intestin : très hypérémié. (Les matières qu'il contient sont sanguinolentes). Deux petits ganglions infiltrés dans le coude formé par le cœcum.

Poumons : Ecchymoses sous-pleurales nombreuses et larges; nombreuses granulations miliaires entourées d'une zone d'hypérémie intense. — Pas de pleurésie.

Cœur : Léger épanchement hémorrhagique dans le péricarde. Ecchymoses à la base du cœur. — Endocardite végétante et ulcéreuse des sigmoïdes aortiques. — Sur la face postérieure de l'infundibulum pulmonaire se voit un nodule fibrino-caséeux de la grosseur d'un petit pois, reposant sur une base très hypérémiée.

La bile, inoculée au cobaye B XIII, a donné un résultat négatif.

Examen histologique. — Sur des coupes du foie on ne constate avec un grossissement faible qu'une congestion intense de tout le parenchyme et des lésions de catarrhe, d'ailleurs très peu marquées, des grosses voies biliaires. Il faut employer un grossissement très fort pour apercevoir quelques follicules tuberculeux, très petits, en voie de formation. Ces follicules sont manifestement développés aux dépens des capillaires sanguins et ne présentent, la plupart, aucun rapport avec les voies biliaires; cependant, on rencontre de-ci de-là de petits espaces-portes presque complètement transformés en centres de formation nodulaire, dans lesquels on aperçoit des bacilles de Koch;

au milieu des cellules rondes et fusiformes qui les constituent on reconnaît le canal biliaire que la persistance de son épithélium rend parfaitement distinct.

En résumé, cette observation ne présente aucune particularité nouvelle à signaler; les résultats fournis par l'examen histologique et l'inoculation de la bile au cobaye sont identiques à ceux qu'avaient fournis les chiens tuberculisés par la voie veineuse sans traumatisme des voies biliaires. Comme pour l'observation précédente, je pense que la rapidité d'évolution de la tuberculose doit expliquer ce résultat négatif.

h) *Injection de bacilles de Koch dans le sang de la circulation générale et ligature de la branche droite du cholédoque.*

Chien XXII. — Poids : 5k.800.

Tout jeune chien inoculé dans la veine saphène le 15 février 1895 avec 1cc d'une dilution en bouillon de grains d'une culture de bacilles de Koch.

Subit le 22 février la ligature d'une branche de bifurcation du cholédoque allant vers le lobe droit.

Très malade pendant quelques jours, l'animal se rétablit peu à peu. Au bout de trois semaines il est en état de santé parfaite.

Il n'a jamais présenté le moindre signe de rétention biliaire. Vers la fin d'avril il commence à maigrir et s'affaiblit de jour en jour.

Mort le 18 mai ; (poids : 4k.450).

Autopsie. — Adhérences fibreuses au niveau de la cicatrice. Pas de péritonite tuberculeuse, pas d'ascite ; quelques ganglions mésentériques infiltrés, surtout dans le voisinage du duodénum.

Intestin : paraît rétracté, chagriné ; ne présente pas d'ulcérations tuberculeuses.

Rate : très fibreuse ; pas de tubercules visibles à l'œil nu.

Reins : quelques tubercules corticaux.

Poumons : tubercules très nombreux, les uns gros et caséeux, les autres petits et fibreux ; pas de pleurésie ; ganglions péri-trachéo-bronchiques caséeux.

Cœur : pas de péricardite ; dans les sinus de Valsalva et sur les sigmoïdes aortiques, petites saillies verruqueuses, les unes molles, les autres calcaires.

Foie. — Très gros, surtout le lobe droit. Surface lisse, marbrée de taches jaunes et rouges, et montrant un grand nombre de tubercules sous-glissoniens. Adhère un peu au diaphragme au niveau du ligament suspenseur, mais surtout au duodénum par sa face inférieure. A ce niveau, les adhérences ne peuvent être rompues qu'à coups de ciseaux et rendent toute dissection impossible. Au milieu de ces adhérences on rencontre un énorme ganglion de la grosseur d'une noisette, entièrement caséeux, situé dans l'angle du cholédoque et du pancréas.

Les voies biliaires extra-hépatiques sont englobées dans une gangue fibreuse et ne peuvent être disséquées. En fendant ces adhérences avec des ciseaux on trouve le cholédoque ; on l'incise sur toute sa longueur ; on ne constate aucune lésion macroscopique de la muqueuse, mais les parois paraissent épaisses et fibreuses.

La vésicule biliaire adhère de toutes parts au foie ; ses parois sont très épaisses ; elle est gorgée de bile, mais n'est pas dilatée.

Le long du cholédoque et de ses branches de bifurcation sont échelonnés de petits ganglions infiltrés de tubercules.

La bile ne peut être recueillie que très difficilement et en très petite quantité, car elle est prise en gelée grisâtre dans la vésicule. Celle qui s'écoule par le cholédoque est jaunâtre, puriforme, et tient en suspension des grumeaux.

Sur les surfaces de section le foie présente l'aspect macroscopique de la cirrhose la plus accentuée. Le parenchyme est divisé en ilôts irréguliers par des travées fibro-caséeuses, d'un blanc laiteux, qui poussent des prolongements renflés en massue. Des coupes perpendiculaires à l'axe de ces travées montrent des nodules de même aspect, absolument ronds, dont le centre est déprimé et paraît creusé d'un orifice, comme si ces bandes de tissu fibro-caséeux suivaient la direction des vaisseaux. En aucun point on ne trouve de cavernes ni de tubercules biliaires à centre verdâtre.

Cet aspect, qui est en somme celui d'une cirrhose tuberculeuse expérimentale très accentuée, est surtout prononcé dans le lobe droit dont le canal excréteur a été lié. Dans le lobe gauche, la cirrhose est beaucoup moins marquée, les travées fibro-caséeuses beaucoup moins larges, et certains territoires sont presque complètement respectés.

La bile, inoculée au cobaye B XIV, a donné un résultat positif.

Examen histologique. — L'examen des coupes du foie confirme les données de l'examen macroscopique.

Le parenchyme est sillonné de larges bandes caséeuses dont les bords sont infiltrés d'éléments embryonnaires et entourés de rangées de cellules plates et de fibrilles de tissu conjonctif. Ces bandes sont sillonnées de canalicules biliaires néo-formés, très nombreux, formant des boyaux bourrés de cellules cubiques. Elles convergent vers des nodules arrondis qui occupent les espaces-portes ; dans ces espaces, la veine est méconnaissable ; elle est complètement thrombosée et représentée, tantôt par un nodule fibreux rappelant l'aspect d'un tendon coupé en travers et creusé de petits interstices bourrés de globules sanguins, tantôt par un ilôt caséeux entouré à sa périphérie d'une large zone d'infiltration embryonnaire, dans laquelle cheminent de nombreux néo-canalicules biliaires et qu'entoure une paroi fibreuse représentant la gaîne de l'espace-porte ; contigu à la zone embryonnaire qui entoure la veine ainsi thrombosée, se voit le canal biliaire, dont l'épithélium parfaitement sain reste entouré de sa gaîne fibreuse; non loin se voit l'artère, également intacte. Si l'on fait des coupes en séries on voit le canal biliaire demeurer intact sur toute l'étendue du tubercule, protégé en quelque sorte par la persistance de sa gaîne fibreuse.

Mais il n'en est pas de même dans les travées fibro-caséeuses qui partent de ces espaces-portes ; là les canaux biliaires interlobulaires sont englobés dans cette matière caséeuse et présentent de place en place des effondrements de leur épithélium. Les bacilles, qui sont très nombreux dans ces travées fibro-caséeuses, abordent ces canaux interlobulaires et pénètrent dans leur lumière au niveau de ces effondrements.

En aucun point on ne rencontre de cellules géantes ni de cellules épithélioïdes ; la tuberculose revêt ici la forme d'infiltration caséeuse.

Un examen détaillé des coupes de ce foie serait intéressant à exposer ; je me bornerai cependant à ce rapide aperçu dans lequel j'ai simplement cherché à dégager ce qui a trait à la question que j'étudie ici.

J'ajouterai simplement que j'ai constaté des lésions analogues dans les deux lobes ; mais je rappellerai qu'elles étaient moins généralisées et moins intenses dans le lobe témoin.

En résumé, dans cette expérience, le bacille a suivi la voie du système-porte pour parvenir au foie; la thrombose tuberculeuse des veines des espaces-portes et la présence de bacilles de Koch dans la lumière de grosses veines-portes non thrombosées, en sont des preuves incontestables; une cirrhose tuberculeuse s'est développée, commandée par les lésions vasculaires; le traumatisme expérimental des voies biliaires a favorisé la production de néo-canalicules biliaires et l'effondrement des canaux biliaires interlobulaires; le bacille a fait irruption par la porte ouverte et a passé dans la bile, ainsi que le prouvent l'examen des coupes et le résultat positif de l'inoculation de la bile au cobaye B XIV.

c) *Injection de bacilles de Koch dans le sang du système-porte et ligature d'une branche du cholédoque.*

Chien XXIII. — Poids : 15k.800.

Le 3 juillet 1895, ligature au catgut de la branche de bifurcation du cholédoque qui se rend au lobe droit du foie, et injection dans une grosse veine naissant de la 3e portion du duodénum de 1cc de la même dilution que le chien XII inoculé le même jour.

N'a jamais eu le moindre signe de rétention biliaire.

Est toujours resté très malade à la suite de l'opération.

Meurt le 13 juillet dans la nuit. — Poids : 13k.500.

Autopsie. — Péritonite généralisée, surtout marquée dans la région péri-hépatique.

Foie. — Congestionné, très brun, gorgé de bile surtout dans le lobe droit.

La ligature tient encore.

Pas de ganglion sous-hépatique.

Pas de tubercules visibles à l'œil nu.

Aucun tubercule visible à l'œil nu dans aucun organe.

La veine injectée est facilement retrouvée grâce à la ligature posée après l'inoculation; elle ne présente aucune lésion appréciable.

Dans le mésentère, chaîne de petits ganglions infiltrés, dans lesquels on peut colorer des bacilles sur les coupes.

La bile a été inoculée au cobaye B XX qui est mort le lendemain.

Examen histologique. — La mort est survenue trop rapidement pour que des lésions accentuées aient pu se développer.

Sur des coupes nombreuses pratiquées dans le foie on ne trouve que de temps en temps un follicule tuberculeux en voie de développement, constitué par un amas de leucocytes dans lesquels on aperçoit de-ci de-là quelques rares bacilles. Ces follicules ne présentent pas de localisation spéciale.

Dans les deux lobes il existe un certain degré d'infiltration des petits espaces-portes par des éléments embryonnaires qui sont surtout abondants à la périphérie des veines; il semble qu'il y ait un début de phlébite et de péri-phlébite. Dans le lobe, dont le canal excréteur a été lié, on constate de plus dans ces petits espaces des lésions très nettes des canaux biliaires; l'épithélium est irrégulier, et la paroi est infiltrée d'une zone d'éléments embryonnaires qui se confond avec celle qui entoure la veine.

Dans les grands espaces-portes de ce lobe les gros canaux biliaires sont atteints d'un catarrhe intense.

En résumé, bien que cette observation soit peu démonstrative, en raison de la mort trop rapide de l'animal, elle tend à montrer qu'un traumatisme des voies biliaires peut favoriser la localisation péri-biliaire des lésions tuberculeuses déterminées dans l'espace-porte par l'inoculation dans le sang du système-porte.

d) *Injection sous-cutanée de bacilles de Koch et ligature totale du cholédoque.*

Chien XXIV. — Poids : $10^{k}.300$

Ce chien, qui avait subi le 8 février 1895 la ligature totale du cholédoque et reçu le 15 février, sous la peau de la patte, 1^{cc} de la même dilution que le chien XXII, mourut le 6 avril, ne pesant plus que 6k·900. Il avait présenté tous les signes d'une obstruction biliaire complète pendant quelques jours ; la perméabilité du cholédoque s'était rétablie ; après une période de bonne santé d'un mois environ il commença à maigrir progressivement, eut des selles sanglantes et présenta un tympanisme énorme.

A l'autopsie on trouva un tampon oublié dans le ventre au cours de la laparotomie et ênkysté dans une véritable coque fibreuse remplie de pus.

Cet animal a succombé à une infection purulente lente, déterminée par la présence de ce foyer purulent.

On ne trouva quelques tubercules que dans les poumons et la rate.

Tout le lobe gauche du foie était transformé en une véritable éponge purulente, formée de petits abcès remplis de pus ; ce pus, ensemencé, donna des cultures pures de streptocoques. Sur les coupes on ne trouva en aucun point de lésions tuberculeuses du foie ni de bacilles de Koch.

La bile, inoculée au cobaye B XV, donna un résultat négatif.

En résumé, cette observation semble montrer que l'inoculation sous-cutanée ne peut guère déterminer qu'une lésion locale qui tend à guérir spontanément, et que ce procédé ne saurait convenir pour déterminer des lésions généralisées. Ce fait semble confirmé par les observations des chiens XVII et XVIII ; il trouve une autre confirmation dans les observations des chiens X, XI, XIX et XXII, qui, inoculés le même jour et avec la même dilution, présentèrent des lésions de tuberculose généralisées très accentuées.

Vue d'ensemble et conclusion des expériences précédentes.

De toute la série des expériences précédentes, un premier fait se dégage : chez un animal tuberculisé par la voie veineuse, *le traumatisme des voies biliaires, créé par la ligature du cholédoque, permet au bacille de Koch de passer dans la bile.*

C'est là une acquisition nouvelle de ces recherches expérimentales; les expériences de la série précédente (chiens tuberculisés sans traumatisme aucun des voies biliaires) ont été toutes négatives sur ce point, en effet.

Ici, au contraire, je trouve deux résultats positifs, fournis par l'inoculation de la bile du chien XIX et du chien XXII. Or, j'ai inoculé la bile des six chiens de cette série. D'autre part, parmi les quatre résultats non positifs, deux doivent être considérés comme non avenus : celui fourni par l'inoculation de la bile du chien XXIII, le cobaye étant mort le lendemain; et celui fourni par l'inoculation de la bile du chien XXIV, qui ne présentait aucune lésion tuberculeuse du foie et a succombé à une infection purulente lente.

Ces deux cas éliminés, il ne reste plus que deux résultats négatifs (chiens XX et XXI); je pense qu'ils n'ont pas cependant une signification négative absolue, car ces deux chiens ont succombé très rapidement; les lésions tuberculeuses étaient très rares et très jeunes dans le foie du chien XXI; très confluentes dans le foie du chien XX, elles étaient également très peu avancées dans leur évolution; dans l'un et l'autre cas elles n'ont pu altérer suffisamment la structure de l'organe pour permettre l'effondrement des canaux biliaires autour desquels quelques-unes d'entre elles s'étaient développées. Si bien que les deux seuls cas qui ont fourni un résultat positif sont précisément les deux seuls dans lesquels le résultat devait être pris en considération sérieuse.

De plus, je ferai remarquer que pour l'un de ces deux cas positifs (chien XIX, tuberculisé depuis cinq semaines), deux jours de rétention biliaire complète ont suffi à favoriser l'effondrement des canaux biliaires au sein des nodules tuberculeux.

A elles seules ces considérations pourraient suffire à montrer la nécessité d'un traumatisme des voies biliaires pour permettre aux localisations péri-biliaires de la tuberculose d'évoluer et d'effondrer les canaux biliaires.

Mais, à l'appui de cette interprétation, je puis encore faire valoir les résultats histologiques que m'a fourni l'observation du chien XXII. Là, les lésions de la cirrhose biliaire expérimentale, quoique intimement confondues avec les lésions d'une cirrhose tuberculeuse caractéristique, montrent avec la plus grande netteté l'influence exercée par la ligature de tout ou partie des voies biliaires d'excrétion sur la production des lésions tuberculeuses péri-biliaires et canaliculaires.

Dans cette observation, quoique le chien ait été inoculé dans le sang de la circulation générale, j'ai montré que les bacilles ont été apportés au foie par le sang de la veine-porte; par suite de quelles conditions, je ne saurais le dire (il n'y avait pas de lésions tuberculeuses apparentes de l'intestin), mais en toute certitude, néanmoins.

Ce fait est digne d'être mis en relief; il est conforme à l'interprétation histologique que j'ai admise. A ce point de vue, je mentionnerai encore l'observation du chien XXIII.

De tout ce qui précède, s'il me fallait tirer une conclusion ferme, je ne craindrais pas d'avancer :

Une inflammation préalable ou concomitante des voies biliaires, créant un point d'appel, paraît indispensable pour la production de la tuberculose confluente des voies biliaires.

Si toute la série des recherches précédentes paraît insuffisante à autoriser cette conclusion, je pense que les deux observations suivantes, qui trouvent leur place ici, mieux qu'en toute autre partie de ce travail, seront assez démonstratives pour lever les doutes.

J'ai déjà fait plusieurs fois allusion à ces deux observations. Bien que la tuberculose des voies biliaires soit le fait d'une coïncidence identique dans ces deux cas, et non le résultat d'une tentative de reproduction expérimentale, les circonstances dans lesquelles elle s'est produite et l'évidence de la cause dont elle relève, donnent à ces observations la valeur de résultats expérimentaux et sont de nature à éclairer merveilleusement la pathogénie de cette variété de tuberculose hépatique.

Cobaye B XXV. — Poids : 445gr.

Femelle inoculée dans le péritoine le 11 avril 1895 avec 1 cc du mélange à parties égales de bouillon et de la bile du chien VIII.

Cette femelle était fécondée quand elle fut inoculée. Elle mit bas le 16 mai un petit, qui est bien venu et vit encore.

Elle mourut le 30 juin. — Poids : 415gr.

Autopsie. — Ganglions caséeux dans les aines et les aisselles. Gros tubercule fibro-caséeux au point d'inoculation sur la face interne du péritoine; tout autour semis de tubercules plus petits.

Ganglions infiltrés dans le mésentère.

Granulations tuberculeuses à la surface du péritoine viscéral.

Ulcérations tuberculeuses peu profondes de l'intestin à 15 centimètres environ du pylore, sur une longueur de 4 ou 5 centimètres.

Pas de tubercules dans les reins.

Rate énorme, farcie de tubercules miliaires et caséeux.

Épanchement pleural absolument limpide dans les deux plèvres, tubercules très nombreux dans les poumons. Infiltration des ganglions trachéo-bronchiques.

Rien au cœur.

Foie. — Ganglion caséeux sous-hépatique gros comme un haricot.

Tout autour de la terminaison du cholédoque, véritable manchon fibro-caséeux qui comprime le canal sans l'obstruer complètement. En effet, la bile passe dans l'intestin quand on presse sur la vésicule; mais au-dessus de la compression, le cholédoque est énorme, si bien qu'à première vue il avait été pris pour la vésicule biliaire. La muqueuse est semée de fines granulations visibles à l'œil nu dans toute cette portion dilatée du canal.

Le **Foie** est énorme, présente à sa surface un grand nombre de grosses masses caséeuses jaunâtres et de tubercules miliaires. Sur les surfaces de sections on voit des masses semblables, nettement arrondies et présentant en leur centre une dépression ponctiforme plus colorée en jaune-verdâtre que la périphérie; il est très probable qu'il s'agit là d'une péri-angiocholite tuberculeuse; il convient de remarquer que presque tous les tubercules qu'on voit à l'œil nu présentent cet aspect.

La *bile*, recueillie dans la vésicule, est dense, colloïde, peu colorée. Examinée sur lamelles elle montre de nombreux diplocoques très gros qui ne prennent pas le Gram, quelques bâtonnets courts ressemblant à du coli et quelques rares bacilles de Koch. — Elle n'a été ni ensemencée, ni inoculée, la quantité recueillie étant trop petite.

Examen histologique. — Les coupes du foie montrent tout d'abord l'aspect le plus caractéristique de la cirrhose biliaire expérimentale consécutive à la ligature du cholédoque.

Le parenchyme est comme morcelé par des ilôts à contours irréguliers, constitués par des amas de néo-canalicules biliaires formant de superbes bouquets fortement colorés. Ces bouquets canaliculaires cheminent au sein d'une infiltration embryonnaire intense; ils siègent autour des espaces-portes, qu'on aperçoit en leur centre.

Mais ici la cirrhose est complexe; aux lésions imputables à la seule obstruction du cholédoque se joignent celles qui relèvent de la tuberculose.

Au niveau des gros tubercules biliaires visibles à l'œil nu, les coupes montrent en effet, en outre des lésions précédemment décrites, une infiltration embryonnaire et leucocytique beaucoup plus considérable au sein de laquelle on peut colorer des bacilles de Koch, mais relativement peu nombreux. Le centre de ces tubercules présente un aspect opaque; les noyaux s'y colorent faiblement et l'ensemble paraît nuageux; ce sont des ilôts en voie de désintégration caséeuse, au centre desquels on peut apercevoir encore les éléments de l'espace-porte atteint; sur des coupes en séries on obtient des résultats absolument analogues à ceux que j'ai décrits dans la première partie de ce travail (chapitre d'histologie pathologique).

Dans les espaces-portes qui n'ont pas encore subi la désintégration caséeuse, l'infiltration embryonnaire est des plus intenses; le canal biliaire, dont l'épithélium encore en place et très bien coloré est irrégulier et prolifère, est entouré d'un épais manchon de cellules rondes; la veine, en partie thrombosée, présente des lésions de périphlébite très intense.

En résumé, sans insister davantage sur les détails de cet examen, j'en tirerai les déductions suivantes : ulcérations intestinales, comme dans la majorité des cas de tuberculose humaine des voies biliaires; lésions histologiques absolument comparables, pour ce qui est des tubercules, à celles qu'on rencontre dans la tuberculose humaine des voies biliaires; de plus, lésions de cirrhose biliaire telles qu'on les observe dans la ligature expérimentale du cholédoque, et qu'on peut les rencontrer, quoique beaucoup moins intenses, dans certains foies humains atteints de tuberculose des voies biliaires.

Or, il existait précisément dans ce cas une obstruction presque complète du cholédoque, et il est permis de penser que c'est à la faveur des lésions ainsi déterminées sur les voies biliaires que se sont développés des tubercules biliaires absolument typiques et généralisés.

Cobaye B IV. — Poids : 455gr.

Femelle inoculée dans le péritoine le 13 avril 1895 avec 1cc de mélange de bouillon et de la bile de l'observation III (cas cliniques).

Met bas, le 10 juin, trois petits qui meurent au bout de quelques heures.

L'animal augmente de poids progressivement; mais cette augmentation est le fait de son jeune âge, et il est aisé de s'assurer qu'il maigrit, cependant.

Sacrifié le 17 avril 1895. — Poids : 530gr.

Autopsie. — Au point d'inoculation sur le péritoine, tubercules fibreux de guérison.

Rate : grosse, farcie de tubercules.

Ganglions caséeux dans le mésentère.

Pas de tubercules dans l'intestin.

Quelques rares tubercules dans les poumons.

Foie. — Très gros. La terminaison du cholédoque est englobé dans un gros ganglion fibro-caséeux qui le comprime légèrement. Audessus de ce rétrécissement, le cholédoque est un peu dilaté, sans être distendu.

Le foie présente plusieurs grosses masses caséeuses ramollies, jaune-verdâtre à leur centre, et plusieurs petits tubercules présentant un point jaunâtre très petit en plein centre.

Toute l'extrémité droite du bord inférieur est transformée sur une étendue de 2cm de côté environ en une masse caséeuse infiltrée de bile.

La bile n'a pu être examinée.

Examen histologique. — Mêmes lésions que dans le cas précédent, mais beaucoup moins intenses. De plus, en certains points on constate au microscope des ilôts caséeux infiltrés, sans siège précis, au sein desquels sont englobés plusieurs espaces-portes. Ces ilôts sont microscopiquement ce qu'est macroscopiquement la masse caséeuse du bord inférieur du foie.

Ils n'offrent en somme aucune particularité et ne sauraient rentrer dans la description des tubercules biliaires.

En résumé, cette observation comporte les mêmes enseignements et les mêmes déductions que la précédente.

Ces deux observations, absolument comparables entre elles, justifient, par leur réunion, la conclusion que j'ai précédemment avancée :

Une inflammation préalable ou concomitante des voies biliaires, créant un point d'appel, paraît indispensable pour la production de la tuberculose confluente des voies biliaires.

TUBERCULOSE SPONTANÉE
ET
TUBERCULOSE EXPÉRIMENTALE
DES VOIES BILIAIRES

Comparaison et Conclusions générales
PATHOGÉNIE

Dans le cours de ce travail, j'ai à dessein résumé à la fin de chaque chapitre les données principales qui s'en dégageaient, en les énonçant sous forme de conclusions.

Il me paraît donc inutile de les transcrire à nouveau en détail. Elles marquent chacune une étape franchie et conduisent pas à pas, par une série d'acquisitions progressives, à la conclusion finale, énoncée à la fin du chapitre précédent.

Je m'étais proposé d'étudier la pathogénie de la tuberculose des voies biliaires ; pour parvenir au but, j'ai dû faire de longues recherches histologiques et expérimentales ;..... la conclusion tient dans trois lignes.

Ma conviction est ferme. Elle résulte d'une analyse minutieuse de mes recherches et repose sur les considérations qui se dégagent de la comparaison des résultats anatomo-pathologiques et expérimentaux que j'ai obtenus.

Exposer et développer ces considérations dans un dernier chapitre, c'était en quelque sorte faire la synthèse de mes recherches ; il m'a paru que c'était en même temps expliquer et justifier, je l'espère, mes conclusions.

Les recherches histologiques nous ont montré que le tubercule biliaire est un tubercule développé dans la gaîne même d'un espace-porte et paraissant avoir pour localisation primitive, pour centre de formation, une thrombose tuberculeuse de la veine. Elles ont confirmé l'interprétation de Sabourin et sont toujours restées en désaccord avec l'opinion de Kotlar.

Les recherches expérimentales nous ont permis de reconnaître que, quelle que soit la voie d'inoculation, si l'angiocholite tuberculeuse apparaît, le bacille est toujours apporté par les voies vasculaires, même s'il a été injecté directement dans les voies biliaires extra-hépatiques ; que, dans ce dernier cas, une lésion locale se développe au point d'inoculation, si la survie est longue (chiens IV et VII) et que c'est de là que le bacille passe dans les voies vasculaires pour arriver au foie.

Elles nous ont montré que les tubercules biliaires ne sont confluents et généralisés que si un traumatisme portant sur les voies biliaires les a désignées aux localisations du bacille charrié par le courant sanguin, et cela quelle que soit la voie d'inoculation ; — les observations des deux cobayes femelles, qui, inoculées dans le péritoine, étant pleines, eurent le cholédoque comprimé fortement par des ganglions caséeux et firent de la tuberculose généralisée des voies biliaires, sont des arguments probants en faveur de cette thèse.

L'existence dans les foies humains de lésions cirrhotiques constantes, quoique souvent peu marquées, et affectant le type des cirrhoses biliaires consécutives à la ligature du cholédoque, sont en accord parfait avec les données de la pathologie expérimentale.

La présence du bacille de Koch dans la bile des animaux

tuberculisés qui ont subi la ligature du cholédoque, — l'absence de ce bacille dans la bile des animaux tuberculisés sans traumatisme des voies biliaires, viennent encore appuyer cette argumentation.

J'ai acquis la conviction que si des tubercules biliaires peuvent être constatés en dehors de toute lésion inflammatoire propre des voies biliaires, ils sont très discrets et jamais confluents ;

Que la pathogénie de la tuberculose généralisée des voies biliaires trouve son explication dans une lésion préalable ou concomitante des voies biliaires, servant de point d'appel aux localisations du bacille et favorisant l'effondrement de la barrière épithéliale, si longtemps intacte, et la production des tubercules biliaires ramollis, cavernuleux ou cavitaires ;

Que cette lésion propre des voies biliaires n'est pas le fait d'une infection biliaire ascendante, mais relève bien plutôt d'une inflammation chronique ; — que l'hypothèse de Chauffard n'est pas démontrée et que l'opinion de Sabourin paraît être l'expression de la vérité, pour ce qui est de l'interprétation des lésions d'angiocholite constatées en aval des tubercules et cavernes biliaires ;

Qu'en résumé, la tuberculose des voies biliaires n'existe pas au sens d'angiocholite tuberculeuse proprement dite ou d'infection biliaire ascendante à bacilles de Koch ; — qu'elle n'est pas non plus le produit d'une infection bilaire à microbes pyogènes, greffée sur une tuberculose péri-biliaire (Chauffard) ; qu'elle résulte bien plutôt d'une péri-angiocholite secondaire à une pyléphlébite tuberculeuse primitive ; que la thrombose tuberculeuse des branches de la veine-porte, si elle peut suffire à elle seule à déterminer de-ci de-là l'apparition d'un tubercule biliaire, est insuffisante à créer la tuberculose généralisée des voies biliaires ; que pour la pathogénie de celle-ci, il est de toute nécessité de faire intervenir l'existence d'une inflammation préalable ou concomitante des voies biliaires, créant un point d'appel et permettant la localisation en quelque sorte systématique de cette variété de tuberculose hépatique.

En dernière analyse, je pense que deux conditions doivent se trouver réunies pour la production de la tuberculose généralisée des voies biliaires :

1° D'une part, l'apport du bacille par le sang de la veine-porte (existence presque constante des ulcérations tuberculeuses de l'intestin chez l'homme).

2° D'autre part, une inflammation préalable ou concomitante des voies biliaires, créant un point d'appel (c'est à cette seule condition qu'elle a pu être reproduite expérimentalement).

FIN.

Vu :
Le Doyen,
P. BROUARDEL.

Vu :
Le Président de thèse.
O. POTAIN.

Vu :
et permis d'imprimer
le Vice-Recteur de l'Académie de Paris,
GRÉARD.

DU MÊME AUTEUR

Note sur un cas d'Exophtalmie à volonté (Société de Biologie, 11 février 1893).

De l'Exophtalmos intermermittent ou Exophtalmie à volonté (Gazette des hôpitaux, 27 mai 1893).

Des Anévrysmes des valvules sigmoïdes de l'aorte (Archives générales de médecine, novembre 1894).

Un cas de Pseudo-Tuberculose aspergillaire simple chez un gaveur de pigeons (Bulletin de la Société Médicale des hôpitaux, 13 juillet 1894), en collaboration avec M. le Dr GAUCHER.

Note sur les lésions histologiques viscérales de la pellagre (Bulletin de la Société Médicale des hôpitaux, 12 juillet 1895), en collaboration avec M. le Dr GAUCHER.

La bile et le bacille de Koch. — La Tuberculose des voies biliaires (Société de Biologie, 4 et 17 mai 1895).

Deuxième cas de névrite syphilitique du nerf cubital (Société de Dermatologie, 18 avril 1895, en collaboration avec M. le Dr GAUCHER et M. CHAMPENIER.

Stérilité du pus du bubon blennorrhagique (Société de Dermatologie, 11 juillet 1895), en collaboration avec M. le Dr GAUCHER et M. CLAUDE.

Artério-sclérose généralisée. — Mort par urémie consécutive à une sclérose rénale liée à une hypertrophie de la prostate (Société Anatomique, 1er avril 1892).

Péricardite tuberculeuse à épanchement hémorrhagique considérable (800gr. environ), chez une enfant de 11 ans, morte de tuberculose aiguë généralisée à prédominance séreuse (Société Anatomique, 26 mai 1893).

Péritonite chronique sus-hépatique enkystée à liquide citrin dans un cas de cirrhose avec ascite (Société Anatomique, 16 février 1894).

Dégénérescence calcaire du lobe gauche du corps thyroïde et atrophie du reste de la glande dans un cas de psoriasis arthropathique terminé par myxœdème fruste (Société Anatomique, 23 février 1894).

Lymphadénie généralisée (Société Anatomique, 2 mars 1894).

Anévrysmes valvulaires des sigmoïdes aortiques (Société Anatomique, 30 mars 1894).

Ossification de l'orifice mitral (Société Anatomique, 30 mars 1894).

Un cas de pseudo-tuberculose aspergillaire simple chez un gaveur de pigeons (Société Anatomique, 13 juillet 1894).

Anévrysme de la crosse de l'aorte; rupture à l'extérieur (Société Anatomique, 25 janvier 1895).

Lithiare urinaire; urémie (Société Anatomique, 29 mars 1895).

TABLE DES MATIÈRES

Imp. A. Gautherin, 131, rue de Vaugirard. — Paris.

www.ingramcontent.com/pod-product-compliance
Ingram Content Group UK Ltd.
Pitfield, Milton Keynes, MK11 3LW, UK
UKHW020251250726
13967UKWH00004B/1604

9 782011 929938